Die Dinge unseres Lebens

Beste Villenlage, Rheinnähe. Ein Haus ohne Bewohner, aber randvoll gefüllt mit den Dingen aus vielen Leben und Generationen. Susanne Mayer findet sich plötzlich in ihrem Elternhaus wieder, allein. Sie bahnt sich eine Spur durch einen schier unfassbaren Exzess von Dingen, sie erkundet und befragt, hartnäckig, mit Erstaunen und Mut, die Welt der Gegenstände. So entsteht eine Erzählung, die komisch ist und bewegend, intim und hochpolitisch. Nach und nach erscheint das Bild einer Familie, in dem so nachdrücklich wie verstörend die Geschichte der neuen schönen Bundesrepublik Deutschland durchschlägt.

SUSANNE MAYER

DIE DINGE UNSERES LEBENS

Und was sie über uns erzählen

BERLIN VERLAG

MIX
Papier aus verantwortungsvollen Quellen
FSC® C014496

ISBN 978-3-8270-1397-2
2. Auflage 2019

Einbandgestaltung: zero-media.net, München
Einbandfoto: privat
Foto auf S. 295: Lara Huck
Satz: Kösel Media GmbH, Krugzell
Gesetzt aus der Baskerville
Druck und Bindung: GGP Media GmbH, Pößneck
Printed in Germany

Für Max und Ben

»Die Vergangenheit ist nie tot.
Sie ist noch nicht einmal vergangen.«

William Faulkner, *Requiem für eine Nonne*

INHALT

HAUSAUFGABE

Es war so etwas wie der Sommer meines Lebens. Nicht in dem Sinne, dass es der schönste gewesen wäre, der glücklichste oder auch nur der aufregendste. Es war ein Sommer, in dem sich die Jahre des vorangegangenen Lebens unerwartet zusammenballten, verdichteten zu einer Essenz von dem, was war und noch davor gewesen war. Ich verbrachte in diesem Sommer, der einer der ersten Sommer des neuen Jahrtausends war, viele Wochenenden in dem Haus meiner Mutter, in dem wir aufwuchsen, es war ein schönes Haus am Rande einer mittelgroßen Stadt mit Blick auf den Wald. Meine Mutter war nicht mehr da. Alle waren weg. Der Vater schon lange, die Kinder, die Mieter im Obergeschoss – alle. Ich war allein, mit all diesen Dingen.

Wie viel wird bleiben von uns? Was möchten wir, was bleibt, wenn wir weg sind? In einer Ausstellung über das Alter im Wiener Belvedere zeigt die japanische Fotokünstlerin Miyako Ishiuchi im Jahr 2017 letzte Fundstücke von ihrer Mutter, sie heißen *Mother #5* oder *Mother #36*. Das erste, *Mother #5*, zeigt ein Damenunterkleid aus schwarzer Seide, dessen Brustpartie sich in einer schönen schwarzen Spitze auffächert – ein kleines Nichts, es wirkt, als wäre der Körper der Mutter gerade erst daraus verschwunden und hätte diesen Hauch von Schwarz hinterlassen, eine Durchsichtigkeit, in der sich Abwesenheit und Verlangen, Liebe und Trostlosigkeit, Fassungslosigkeit und Akzeptanz des Unabänderlichen verschränken. Daneben: das Bild eines Lippenstifts. Aus einem bronzefarbenen Trichter, der auf einen lackschwarzen Sextagon aufgesetzt ist, wächst ein Stummel von dunklem Rot. Der Lippenstift ist fast bis zum Ende aufgebraucht, aber in dem winzigen Rest hat sich die Spur der Lippen erhalten, als kleine Kurve um ein Nichts. Eine Chiffre der Abwesenheit, sie sagt stumm: Mehr als diese Leerstelle im Fett des Lippenstifts bleibt vielleicht nicht von uns.

Nun, als meine Mutter fort war, sie verbrachte diesen letzten Sommer ihres Lebens in einem Seniorenheim am Ufer des Rheins, blieb sehr viel mehr zurück als ein seidenes Unterkleid und ein abgemümmelter Lippenstift. Da waren in dem Haus mit dem großen Garten ein weitläufiges Erdgeschoss und darunter – der Stolz der elterlichen Bauherren – die kostenintensive Komplettunterkellerung: Vorraum und Waschküche, sauber gefliest, das Gästezimmer mit der mausgrauen Auslegware; man hatte dazu einen Restbestand vom Teppichboden des Wohnzimmers verwertet, den meine Eltern, die von ihren Eltern zur Sparsamkeit erzogen worden waren, für den Fall der Fälle aufgehoben hatten.

Da war der Heizungskeller mit abgedichteter Ölwanne und Sicherheitsschloss an der Tür, ein Raum für Eingemachtes mit einem Weinregal aus kraftvollen Schmiedeeisenarabesken, dessen Tür abzuschließen gewesen wäre, aber nie wurde, man hatte es wohl angeschafft, weil es gut zum Haus passte, mit seiner Haustür aus schwerem Schmiedeeisen, den Fenstern, dem Treppengeländer aus Schmiedeeisen, deren Kringel mein Vater in Nachtarbeit entworfen hatte. Da war der sogenannte Zickzackkeller, der bis unter den Garten ragte, und vor all diesen Kellerräumen lag die kleine Kellerdiele, in der die Chippendale-Vitrine abgestellt worden war, die sich einmal das Schmuckstück des Esszimmers hatte nennen können. Das Chippendale, das zur Aussteuer meiner Mutter gehört hatte, dann aber in den Keller abgeschoben wurde, als ein stylishes Möbel aus Glas mit Bronze ihren Platz im Esszimmer eroberte.

Man kam in den Keller und wurde dort also von der einsamen Vitrine begrüßt und dem in ihr immer noch zur Schau gestellten silbernen Teegeschirr, ebenfalls Aussteuer und seit Jahrzehnten nicht mehr benutzt. Immerhin behauptete es seinen Platz in der Vitrine, dieses Set aus Teekanne, Kaffeekanne, Milchkännchen mit Zuckerdose. Das Silber war schon ein wenig abgeschubbert, darunter trat das weiße Porzellan zutage. Die Teekanne hatte ihren Deckel verloren, wohl in den Jahren, in denen wir Kinder sie zur Abmessung des Kaninchenfutters entwendet hatten – bis Heidi, unser Kaninchen, geschlachtet worden war, vielleicht, weil die Eltern mit Grund bezweifelten, ob sie das geeignete Objekt war, um den Kindern verantwortungsvolles Kümmern beizubringen. Jemand hatte aber mit der Kanne Erbarmen gehabt und ihr wieder den angestammten Platz in der Vitrine eingeräumt, wiewohl jetzt mit ihr heruntergestuft zum Kellermöbel, aber wenigstens nicht entsorgt. Niemand war in den Jahrzehnten nach der Schlachtung von Heidi und ihrer Verarbeitung zum Sonntagsbraten auf die Idee gekommen, die Vitrine zu entsorgen, geschweige denn, das abgeschubberte silberne Geschirr. »Wegschmeißen kann man noch immer!«, pflegte meine Mutter zu sagen. Das galt auch für viele andere Dinge.

Alle Kellerräume waren voll. Mit was? Nicht gebrauchten Möbeln aus einem ganzen Jahrhundert, klumpigen schweren Daunendecken, kratzigen Pferde-Wolldecken, muffigen Kissen, den Dokumenten und Urkunden von Generationen, verklebten Büchern, abgelaufenen Konserven etc., davon wird noch im Einzelnen die Rede sein. Einige Kellerräume waren bis unter die Decke vollgestopft. Reichlich gefüllt auch Mutters Räume im Erdgeschoss, die Küche mit der Abstellkammer und dem Spind, das Esszimmer und das Wohnzimmer, das sich anschließende Arbeitszimmer, ihr Schlafzimmer: alles sehr, sehr voll.

Man darf es sich nicht als Messiehaushalt vorstellen, alles war so schön arrangiert, mit einem Auge für Proportionen, die Möbel und Teppiche, die Sofas und Sessel, der alte Schaukelstuhl, ihr Fernsehsessel aus Nubuk, der ganze Nippes. Die kleine Elefantenherden aus Jade, der knallrote Terrier aus Porzellan, die fast durchsichtige Schattenspielpuppe aus Java, der geschnitzte Geisterkopf aus Australien mit seinen leuchtenden Perlmuttaugen, die einem folgten – alles sorgsam ausgesucht, nie hatte ich bemerkt, wie hübsch dieser Nippes war.

Unter dem Chippendale-Esstisch lag noch der Perserteppich aus deutscher Qualitätsproduktion der Fünfziger, im Wohnzimmer dann der echte Perser, von dem Papa kichernd zu sagen pflegte, als gestehe er eine Sünde, er sei teurer als das Auto gewesen, und dann der chinesische Seidenteppich in Lavendel und der Gebetsteppich vor dem Blumenfenster mit kastig vertiefter Fensterbank zur Bepflanzung, ein Hit der Sechzigerjahre, der allerdings nie bepflanzt wurde, weil meine Eltern nach ihren Bauaktivitäten vielleicht zu erschöpft waren. Die Amaryllis wurden auf einen umgedrehten Blumentopf gestellt, damit sie aus dem Fenster gucken konnten.

Es gab Regale mit Büchern, viele Regale und noch mehr Regale mit Büchern, die Bücher standen doppelt und dreifach, es waren Bücher, meist Taschenbücher, auf deren Umschlägen Männer auf Segelbooten mit Südwestern in der Stirn einem Sturm trotzten oder Frauen im Damensattel auf Pferden ritten oder Rosen an Cottages hochkletterten, meine Mutter pflegte sie in Stapeln aus den Holzkisten vor den Buchhandlungen zu ziehen. Es gab in den Möbeln dicht aneinandergeschobenes und gestapeltes Geschirr, in der Speisekammer ein Set alter Pfannen aus schwarzem Eisen, emailliert, so schwer, dass sie wohl

Jahrzehnte keiner mehr hochgehoben hatte. Warum auch, es gab ja längst zierliche Pfannen aus Edelstahl. Da waren Backbleche im Zustand fortgeschrittener Verrostung, weil ja schon lange nicht mehr gebacken worden war. Im Schrank seit Ewigkeiten nicht mehr berührte Reste von Mehl oder Zucker in knittrigen Tüten, dafür im Tiefkühlfach ganze Batterien von Fertigmahlzeiten, die sie nicht mehr hatte aufessen können.

Ich erinnere mich daran, wie ich morgens auf der Klappliege im Wohnzimmer aufwachte und durch das Panoramafenster in den großen Garten sah. Ich hätte mich natürlich auch in ihr Bett legen können, in diese großartige Angelegenheit aus mächtigen verschlungenen Messingleisten, die sie sich noch gegönnt hatte, aber ich hatte es nicht über mich gebracht, mich in dieses Bett zu legen, das nach ihr roch, und das Sofa, ein Produkt der Sechzigerjahre in Creme und mit umlaufender Fransenkante, hatte eine zum Schlafen unpraktische Hufeisenform.

So kampierte ich, einen Sommer lang, inmitten des sich um mich herum ausbreitenden Hausstands einer deutschen Beamtenfamilie, als wäre ich ein Gast, zu Besuch in einer Vergangenheit, die ja auch meine war, unserer aller Vergangenheit. Neugierig, hilflos, manchmal wütend, endlich entschieden, gelegentlich nicht ohne Panik, pickte ich mich durch die Dinge, viele Wochenenden lang, versuchte zu ordnen, zu verteilen, loszuwerden oder zu bewahren, so verging das Jahr, an dessen Ende das Haus leer war und meine Mutter tot. Es war, als hätte ich eine Ewigkeit im Anblick dieser Dingwelt verbracht und tauchte nun wieder auf, atemlos.

Der Ethnologe Daniel Miller empfiehlt, Haushalte wie ein Gemälde zu betrachten – mit einer Neugier für die Details, aufmerksam für die Komposition, zugleich nachdenkend über die Frage, was wohl der Rahmen dieses Bildes ist, ohne den seine Entstehung und unser Verstehen nicht möglich ist. Aber, möchte man ergänzen, nicht immer ist es so, dass sich alle Teile eines Puzzles zu einem Bild ordnen lassen, das uns seinen Sinn enthüllt. Dann muss man aushalten, was die Fragmente an Erinnerungen und Gefühlen auslösen, und auch, dass sie Fragen aufwerfen, die vielleicht nie beantwortet, aber uns immer quälen werden.

Erinnerung ist etwas, dessen Regeln wir nicht bestimmen, eher ist es so, dass sie die Regie übernimmt, wie der französische Philosoph Roland Barthes mit Blick auf seine Kindheit schrieb: »Von Anbeginn an drängen sich Szenen, die darauf brennen, eine Rolle zu spielen, ins Rampenlicht der Erinnerung: häufig spüre ich das, sehe ich das in eben dem Augenblick voraus, in dem sie sich bilden. Dieses Theater der Zeit ist das genaue Gegenteil der Suche nach der verlorenen Zeit; denn ich erinnere mich pathetisch, punktuell und nicht philosophisch, diskursiv: ich erinnere mich, um glücklich/unglücklich zu sein – nicht um zu begreifen.« Genau so war es.

In den ersten Wochen des Jahres hatte morgens, wenn ich in der Früh in diesem kalten Haus wach wurde, noch ein Hauch von Reif über dem Rasen gelegen; darauf die sogenannte weiße Lady, eine sich um die eigene Achse wendende Nymphe mit Amphore, die Mama auf einer der Kreuzfahrten ins Auge gestochen war – war es Kreta gewesen oder die Akropolis? –, sie stand jetzt jedenfalls in Nordrhein-Westfalen auf diesem glitzernden Teppich aus Eiskristallen. Würde man auch entsorgen müssen. Es war allerdings das erste Mal, dass ich sie nicht kitschig fand. Ich war erstaunt über mich selbst, ich dachte, dass der Anblick Mama gefallen hätte, es war etwas, worüber sie unzweifelhaft wortreich am Telefon berichtet haben würde, hinein in mein Schweigen. Nun hätte ich ihr berichten können, wenn ich sie in ihrer Seniorenresidenz am Rhein besuchte, aber es war nichts mehr, was sie noch interessiert hätte.

Später im Jahr würde ich wach werden in einem nicht mehr so kühlen Haus und als Erstes die knallroten Rosen erblicken, die entlang der breiten Terrasse blühten, Polyantha-Rosen von Kordes oder Tantau, deren Kataloge Papas Feierabendbibel gewesen waren, es war ja die deutsche Rosenzeit, die der deutsche Kanzler Adenauer eingeleitet hatte, als er sich mit seinen zur Perfektion gerüschten Edelrosenblüten ablichten ließ. Die Liege, auf der ich meine Nächte verbrachte, steht übrigens schon auf den Fotos der Sechzigerjahre herum, genau vor diesem lang gestreckten leuchtend roten Rosenbeet, flankiert von ihren beiden Schwesterliegen. Noch heute höre ich das Klick-klack-klick, mit der das Kopf- oder das Fußteil erst einmal ganz herunter-, dann langsam wieder hochgefahren werden musste, bis die gewünschte Schräglage erreicht war.

Die Fotos zeigten uns Mädchen mit Mama, die Töchter in Bikinis und sie in einem Strandkleid aus Frottee von Marimekko, angesagtes Nugat auf Creme, man sieht die Bilder und hat sofort einen Whiff von Ambre Solaire in der Nase. Rückblickend scheint es, als hätten wir so gar nichts zu tun gehabt an heißen Nachmittagen, als uns endlosen Schmökerstunden hinzugeben, die Teenager mit ihrer Hausfrau-Mutter, so lange, bis Papas Auto in der Auffahrt der Garage knirschte, dann war es Punkt halb sechs, der Amtsleiter war zurück. Es war ein Leben, das der Autor Harald Jähner in seinem Buch *Wolfszeit* »das bespöttelte Paradies des Mittelmaßes« nennt, und nie hätte man damals gedacht, dass es einmal enden könnte.

Der Sommer ging vorbei, die Rosen blühten bis weit in den Oktober hinein, wie sie es immer getan hatten, ich erinnerte mich daran, wie meine Mutter in jedem Herbst ausführlich berichtet hatte, die Rosen würden ja erstaunlicherweise noch immer blühen. Der Spätsommer war die Zeit der aufstrahlenden Astern, die mein Vater so geliebt hatte. Mit ihren schlichten dunkelgoldenen Blüten erfüllten sie perfekt seine Forderung nach Einfachheit, der er alles unterwarf: Anzüge, Blumen oder die Frisuren der Kinder, deren Ponys penibel zur Seite gekämmt werden mussten, um ja nicht in die Augenbrauen zu hängen, so sollten die hohen Stirnpartien zur Geltung kommen, die angeblich Intelligenz signalisierten. Es war ein großes Vater-Thema, was »gesund« war oder, Gott behüte, »debil« wirken könnte, »nervös« oder »überreizt«. Auf den Fotos halten wir die Köpfe so steif und gerade, als hätten wir Angst, ein Haar könnte ins Rutschen kommen und damit unser ganzes kleines, doch gerade erst anfangendes Leben.

In schrecklichen Momenten dachte ich, wenn ich morgens in diesem nun wieder kühler werdenden Haus aufwachte, voller Panik, dass die Aufgabe zu groß für mich sei, all die Dinge in diesem Haus zu sichten, mich ihnen zu stellen, auszuhalten, was sie preisgeben würden, von meiner Mutter und uns allen, sie dann irgendwie herauszuschaffen aus diesem Haus, das Haus für neue Bewohner vorzubereiten. All diese Dinge und die in ihnen komprimierten Geschichten schienen mehr, als ich je in meinem Restleben bewältigen könnte.

Es war ein Exzess von Dingen. Es gab die Dinge meiner Mutter. Ihre und Papas, der doch schon Jahrzehnte tot war, aber da waren noch die splissigen Holzski, die er aus Zakopane in Polen mitgebracht hatte, aus seinen schwärmend erwähnten Ferien inmitten des Krieges im »judenfrei« gestellten Zakopane. Es zeigte sich, es waren auch nicht wenige Dinge von uns da, Dinge aus der Kindheit. Der abgelutschte Gummizwerg meiner Schwester. Meine Rollschuhe, auf denen ich in meiner Marika-Kilius-Imitation den kleinen Hügel vor dem Haus heruntergekurvt war in der beliebten »Flieger«-Formation, ein Begriff, der zehn Jahre nach dem Krieg seinen Schrecken verloren hatte, bis ich allerdings ins Wackeln, dann Schlingern geriet, nach vorne kippte und aufs Pflaster knallte. Hansis goldenes Vogelbauer, jetzt in Rostgold. Der Welpenkorb von Hundi, dem schwarzen Pudel in der Größe medium, der in den Achtzigerjahren gestorben war. In den letzten Monaten, hatte sie berichtet, mochte er nicht mehr allein in der Küche schlafen, sondern immer nur neben ihrem Bett, sie habe dann, wenn er unruhig wurde, die Hand in seinen Korb runterhängen lassen und ihn ein wenig gekrault, bis er wieder ruhig wurde, wer weiß, vielleicht auch sie.

Ein alter schmaler Besenschrank, im Keller verstaut, öffnete sich, und ich stand, Auge in Auge, Stapeln von Stoffresten gegenüber, Gardinen jedweden Musters, gelb abstrakt, buntblumig, streng gestreift, grobe Leinentücher, Kittelschürzenreste. In den Kellerregalen standen hohe, kleine, bullige, zierliche Tontöpfe aus Bunzlauer Blau, in denen in meiner Kindheit der Kohl eingelegt worden war, fein geschnitten, mit salziger Lauge übergossen, platt gedrückt von einem kleinen Felsbrocken, der zuletzt auf einen oben mittig platzierten kleinen Teller gelegt wurde, sodass dann alles sorgsam versiegelt war, bis es sich in Sauerkraut verwandelt hatte.

All das und sehr viel mehr war nun im Haus meiner Mutter versiegelt gewesen, auch weil sie gar nicht wenig mitgenommen hatte, als sie und ihr Mann mit der kleinen Familie vierzig Jahre zuvor das Dorf hinter sich gelassen hatten, in das meine Mutter kurz nach Kriegsende und der Eheschließung mit meinem Vater gezogen war, neben den Hof seiner Familie, und wo meine Schwester und ich unsere ersten Jahre verbrachten, um dann mit ihnen in das schicke Neubaugebiet bei der Stadt zu ziehen, wie es meine Mutter so lange ersehnt hatte. Merkwürdig allerdings, wie viele Dinge sie doch mitgeschleppt hatte aus dieser Phase ihres Lebens, aus dem Dorf, das sie so gehasst hatte, »dieses blöde Kaff«, pflegte sie mit mühsam gebändigter Wut zu sagen, mit der an Panik grenzenden Verzweiflung einer, die den Krieg glücklich überlebt hatte und jetzt voller Furcht ist, ihr Restleben könnte in einem rheinischen Kaff verpuffen.

Vielleicht hatten sich die Dinge aus dem Dorf so angeheftet, dass sie auch auf dem ersehnten Umzug nicht abzustreifen gewesen waren. Sie wurden jedenfalls in den Keller verbannt, vielleicht, um sie so besser ignorieren zu können, aber sie waren hartnäckig, diese Dinge, ja, sie waren sogar noch da, als meine Mutter nicht mehr da war. Ich hielt die schweren schwarzen Gehröcke von Onkel Christian hoch, der der letzte Bauer der Familie gewesen war und dessen Schwester die Mutter meines Vaters wurde und dessen kleine Schwester ihr Leben in einem Kloster in Holland verbracht hatte und von der sich saubere, in miniskulen Lettern dicht an dicht geschriebene Briefchen an die Familie finden würden, garniert mit Heiligenbildchen, auf denen blutende Herzen pochten. Meine Mutter pflegte zu raunen, Onkel Christian sei womöglich schwul gewesen, aber davon war in den schweren Gehröcken nichts zu erschnüffeln.

Es wurde ein Sommer, in dem sich Stunden und Tage zu Wochen addierten, die ich also in diesem Haus war, die Dinge betrachtete und wendete und aufnahm, was sie über uns zu erzählen hatten. »Es schien mir eine Zeit lang, als ob ein Ding, das man während seiner Reise durch die Hände der Menschen und ihre Beziehungen verfolgt, mehr über eine Epoche erzählen könne als ein psychologischer Roman«, hatte der russische Autor Sergej Tretjakov einmal formuliert. Wohl wahr. In den Dingen verdichten sich Geschichten. Sie blühen auf, wenn man die Gegenstände in die Hand nimmt. Wenn man sie nur lässt, umgarnen sie uns mit Erinnerungen, sie ziehen uns zurück in eine Vergangenheit, von der wir glaubten, nicht selten erhofften, sie hinter uns gelassen zu haben. Sie zeigen uns, wer wir waren.

DING-FREUDE

Solange ich zurückdenken kann, habe ich die Dinge als Faszinosum erlebt. Warum? Vielleicht, weil sie einfach da waren. Manchmal denke ich, die Dinge des Lebens sind mir so nah, weil mir die Menschen oft so fern sind. In dem ersten Haus, in dem ich als Kind lebte – ein langweiliges Giebelhaus, das neben dem alten Fachwerkhof der Familie stand, als Altenteilhaus –, gab es für Erwachsene viel zu tun, sie putzten oder waren im Stall bei den Tieren oder im Garten, wo Kohl und Salat in langen Reihen gesetzt und hochgepäppelt wurden und dann plötzlich Gas gaben, der Salat schoss und wurde in Waschschüsseln eiligst geerntet und war zu essen, die Erwachsenen zogen in die Kartoffeln oder steckten bei den Hühnern, sie waren im Keller bei der großen Wäsche, die in einem steinernen Bottich, unter dem ein Feuer loderte, gekocht wurde, sie standen in der Küche hinterm Herd.

Es war nicht die Zeit, in der man für Kinder viel Zeit gehabt hätte. Es wurde ja immerzu gekocht und eingekocht. Was geerntet wurde, musste auch geschnippelt und verarbeitet werden. Es entstanden in den Kellerregalen lange Reihen von Weckgläsern mit Eingemachtem, mit Aprikosen und Kirschen, mit Tomaten und Schweinebraten, Leberwurst und Blutwurst, es wurde nämlich auch geschlachtet. Dann wurde das Schwein, das doch gerade noch von mir in seinem Koben besucht worden war für ein kleines Tête-à-Tête mit mir, seiner Freundin, tot in einer Schubkarre vom Metzger angeliefert und landete in der Zinkwanne, wo es mit heißem Wasser abgeschrubbt wurde. Es lag da in seiner rosigen Haut, und sein Kopf ruhte auf dem Rand der Wanne, und der Bauch wölbte sich vor bis über den Wasserspiegel, die Frauen kicherten und spotteten: »Wie Onkel Paulchen in der Badewanne«, und dann kreischten sie ausgelassen und böse. Es war eigentlich unsere Zinkwanne, also die der Kinder, in der wir im Sommer badeten, das hatte danach jedenfalls seine Unschuld verloren.

Das Ding, erklärt uns die Psychologie, kann ein Werkzeug sein, mithilfe dessen sich unser autonomes Ich konstituiert. Dazu reicht schon, wie Sigmund Freud beobachtete, eine Holzspule, die an einem Faden hängt, dessen Ende in der Hand eines Kindes liegt. Das Kind wird ja, immer wieder, erschüttert von Abwesenheiten seiner Mutter, an der es doch mit der größten Innigkeit hängt, in einer ursprünglichen Verschmolzenheit des Ich mit der Welt. Deshalb kann es sich in ihrer Abwesenheit auch gefährlich abhandenkommen. Das Kind rettet sich, indem es die Holzspule über den Rand seines Bettes wirft und verschwinden lässt (»weg!«) und noch einmal hervorzaubert und mit dem größten Entzücken begrüßt (»da!«). Mithilfe eines einfachen Holzdings kann es in einer Erfahrung von Selbsttätigkeit das Gefühl der

Ohnmacht überwinden, und es scheint, dass sich unsere Faszination mit den Dingen oft ein Leben lang in diesem weiten Spektrum zwischen Freude und Schmerz, Verschmelzung und Trennung bewegt.

Waldi, unser erster Hund, also meiner. Ein Bild zeigt, wie ich Waldi gepackt habe und ihn festhalte, oder ist es womöglich andersrum, dass ich an Waldi etwas habe, an dem ich mich festhalten kann? So wie ein Seiltänzer seinen Stab benutzt, dieses fiepsige Ding, ohne das er nicht über das Seil balancieren könnte, unter dem sich der Abgrund auftut? Der Stab hält ihn, obwohl in der Luft und unbefestigt, also nur, weil der Tänzer sich an ihm festhält. Waldi war von Steiff, hatte aber Rollen, weshalb er dazu gebracht werden konnte, mir brav zu folgen. Erste Dominanzerfahrung.

Oder Mecki, an dessen Haarschopf meine Schwester zu kleben schien, Nähe und Trost. Kann auch ein Kuscheltuch spenden, also irgendetwas, was gegenständlich ist, wir im Griff haben können, darauf zielen unsere Sehnsüchte, es scheint manchmal so, als könnten wir von den Dingen nie genug bekommen. Meine Puppe Wolfgang hatte schweinchenfarbene Ärmchen und Beinchen aus Bakelit, die mit Gummibändern befestigt waren, damit ich sie so drehen konnte, wie ich wollte, und ich liebte ihn so herunter, dass er alle paar Jahre wieder zur Kur in eine Puppenklinik eingeliefert werden musste, zur Restauration. Welch ein Drama, wenn die Dinge, an die wir uns halten, verschwinden, für eine Zeit lang oder für immer.

Die Dinge, schreibt die Kindheitsforscherin Donata Elschenbroich in ihrem schönen Buch über die Dingwelt, »können uns entgleiten, sich gegen uns kehren oder uns vielleicht ganz besonderen Beistand leisten. Und wie manche Dinge uns durch ihre Überlegenheit einschüchtern! Uns mitleidlos vorführen, dass unser Talent nicht ausreicht, ihnen gerecht zu werden, dass unser Leben zu kurz ist für alle Dinge.«

Dinge können Zuflucht bieten. Ich erinnere mich an die endlosen Stunden, in denen ich auf dem Dachboden allein herumstöberte und all die Dinge besuchte, die meine Freunde waren. Sie waren nur für mich da. Sie verbargen sich ganz offensichtlich, wenn ich nicht da war, sie hielten sich vor anderen versteckt in großen Deckelkörben, die mir bis unter die Arme reichten, und wenn ich die Deckel hochhob, erwachten sie, und ich schaute sie an und sie mich. Sie stellten Heilige dar. Kleine Gestalten, nicht höher als eine Kinderhand, zerbrechlich. Große Laken in Kobaltblau oder Grasgrün waren um sie gewickelt, an den Säumen hatte sie jemand mit goldenen Sternen verziert. Manchmal trugen die Männer einen Stab in der Hand, der oben wie ein Kreuz aussah, einige hatten ein, zwei Schafe neben sich, die sich an ihre Beine drückten oder zu ihren Füßen lagen wie ein Hund.

Die meisten dieser Männer trugen, anders als die Männer im Dorf, ihr Haar lang, es lag dicht an ihrem Kopf und wellte sich meist nach hinten den Nacken herunter und fiel nie nach vorn oder verklumpte, so wie mein Haar es zu tun pflegte, als ich noch kleiner war und es lang trug, bis meine Mutter entschied, es gehöre abgeschnitten, weil langes Haar zu viel Arbeit mache. Schwuppdiwupp und ab! Nicht in der Welt der Deckelkorb-Freunde! Alles an ihnen war konstant, wie es bei Heiligen sein soll, der Schwung ihrer Locken, das ewige Lächeln, die ein wenig himmelwärts gedrehten Augen, selbst dort, wo der Zahn der Zeit sie erwischt hatte, wo etwas abgeplatzt war, von der Fußspitze oder mal ein Näschen – so was kann passieren bei kleinen Gipsfiguren, das wusste ich schon mit vier oder fünf, es hieß schließlich dauernd, wenn etwa ein Regen plötzlich einsetzte: »Du bist ja nicht aus Gips!«

Nun, ich nicht, aber meine Freunde, sie waren aus Gips und warteten geduldig das ganze Jahr, bis es Fronleichnam war und man den Korb vom Boden holte, alle Figuren abstaubte und auf dem Altar dekorierte, der schräg gegenüber unserem Haus aufgebaut war, dort hatten sie ihren großen Auftritt. Unser Altar stand vor der alten Wasserpumpe, die ihrerseits auf einem kleinen Hügel stand. Hier lag eine der zwölf Stationen der großen Prozession, die auf kunstvoll gemusterten Teppichen aus frischen Blüten durch das ganze Dorf führte, und dann würde der Pfarrer kommen, auch zu unserem Altar, der doch sicherlich der schönste im Dorf war, über den Blumenteppich würde er gehen, für den wir alle unsere Pfingstrosen und die Gänseblümchen und die Stiefmütterchen geköpft hatten, und sich vor ihnen verneigen, vor meinen Freunden, den kleinen Heiligen.

Es gab auf dem Dachboden auch einen großen Schrankkoffer aus braun gebeizter Pappe mit Holzleisten verstärkt, er trug die Initialen meines Vaters, ein anspruchsvolles Dr. H. M., und hatte zwei Schnappverschlüsse und in der Mitte noch einen dritten kleinen, der klemmte. Alle drei waren verrostet. Man ruckelte an ihnen, und als sie sich geöffnet hatten und der große schwere Deckel sich hob, stieg eine Wolke aus Mottenkugelgeruch auf und vermischte sich mit dem Duft von Schinken, der aus dem Kamin entkam, der hier auf dem Dachboden eine Öffnung hatte, in die man die riesigen, abgetrennten Schweineschenkel hängte.

Da lagen sie, in diesem Koffersarg, die Kleider der Toten. Schwere lange Mäntel aus grauem Loden, die Arme vor der Brust gefaltet, platt gedrückt die breiten Revers und insgesamt nur noch ein Schatten ihrer selbst. Omas weiches tiefschwarzes Maulwurf-Cape, in das man Gesicht und Nase wuscheln konnte. Ihr Kleid aus gehäkelter Wollspitze, so umfänglich, dass ich als Kind zweimal darin Platz gefunden hätte, ich kannte es von den Hochzeitsfotos meiner Eltern. Der Rock aus weißer Lochspitze, meine Lieblingscousine hatte ihn einmal vergessen.

Mamas kratziges graues Kostüm mit dem kleinen Persianerkragen, das ihr nicht mehr passte, man konnte es nur noch auf Fotos bewundern, die Mama als junge Frau zeigten, also vor der Hochzeit, mit hohen Hacken, als Stadtlady, sie kam ja aus Hannover. Die weiße Hirtenbluse, ein umgearbeitetes Bettlaken, an den Armansätzen und den Bündchen leicht gesmokt – sie trug es auf dem Foto, auf dem sie auf einer Pferdekutsche in einem Trägerrock sitzt, das erste Foto von ihr auf dem Dorf. Es zeigt sie mit Onkel Christian, dem Bauern, der die junge Frau, die aus Hannover angereist kam, um sich das Rheinland anzuschauen, vom Bahnhof abholte, der damals mitten im Wald lag und später nur noch ein Gebäude war, an dem Züge in Richtung Bonn vorbeirauschten.

Waldi, der Korb mit den Heiligen, der alte Schrankkoffer – alles Dinge, die im Laufe meines Lebens verschwunden sind. Wohin? Ich habe keine Ahnung. Als ich anrückte, um im Haus meiner Mutter die Dinge zu sichten, hatte ich ein wenig Hoffnung, ich könnte ihnen wiederbegegnen. Es war nämlich nicht nur so, dass ich mich vor der Flut der Dinge gefürchtet hätte, es war auch andersrum: Ich begegnete dort zwar eher mehr als weniger Dingen, und trotzdem war es so, dass es Dinge gab, die ich schmerzlich suchte und auf immer vermissen werde. Da war einerseits eine Bedrängung durch die vielen Dinge, andererseits blieb eine Sehnsucht. Es war, als hätten sich einige Dinge selbstständig gemacht, wären abgehauen, ohne auf mich zu warten oder auch nur zurückzuschauen. Eine kindliche Kränkung, könnte man höhnen.

Wo war er, unser alter Kinderwagen aus lindgrünem Plastik, der im heißen Wintergarten stand und uns noch viele Jahre als Spielzeug gedient hatte und in den ich mich zu verkriechen pflegte, wenn mir die Welt zu viel wurde, selbst dann noch, als ich die Knie bis zur Nase hochziehen musste, um hineinzupassen? Von den Dingen, schreibt Marie Luise Kaschnitz, erwarten wir, dass sie uns begleiten »mit der leidenschaftslosen Gelassenheit von Freunden aus alter Zeit«. Warum? »Weil sie uns lange kannten, erkannten wir uns selbst als lange Überdauernde. Sie verurteilen uns nie. Wir waren so lange gewohnt, Liebe an Dinge zu wenden, so lange gewohnt, in ihnen einen Halt zu finden und eine Bestätigung unserer selbst.«

Man kann Dinge mit einem Fingerschnippen verlieren, wahrscheinlicher aber ist es, dass am Ende wir abhandenkommen, ihnen und der Welt. »Viele Dinge werden uns überleben, wir sind ihnen gleichgültig«, schreibt Donata Elschenbroich. Darin liege auch ihre Macht. Und wenn wir Glück haben, finden wir sie dann, im besten Fall, in der Auslage eines Geschäfts, an dem wir nichts ahnend vorbeigehen, und das Auge bleibt hängen dort, an dem alten Besteck, und hier, an dem schönen Kristall, das wir weggegeben haben, und es bietet sich schamlos neuen Menschen an. Oder sollte es gar nicht unseres sein, sondern ein anderes Besteck, anderes Geschirr, anderes Kristall, das nur so ähnlich aussieht wie das, an das wir uns erinnern, weil das, was wir so sehr unser eigen wähnten, doch schnöde Massenware war und nur in unserer Erinnerung ganz besonders ist?

ÜBERWÄLTIGUNG

Sich im Haus meiner Eltern durch die verlassenen Räume zu bewegen war wie Schwimmen durch ein schon vergangenes Leben. Alles so vertraut. Die Türen stehen auf oder scheppern (Küchentür) oder schlagen mit hellem Knall zu (Wohnzimmertür) wie vor dreißig Jahren, man geht durch die Räume und muss lernen, nicht mehr damit zu rechnen, jemanden anzutreffen, oder darauf zu horchen, ob die Eltern schon im Badezimmer sind oder ob es in der Küche schon klappert. Keiner ruft aus dem Keller, ob noch was benötigt wird und mit hochgebracht werden soll. Es riecht wie früher, als man Kind war.

Man steht also morgens in der Küche, allein, sieht aus dem Fenster auf diesen Exzess von rosavioletten Blüten an japanischen Kirschen der Nachbarn gegenüber, übrigens ein hohes Tier in einem der Ministerien, Jurist natürlich, und nebenan meine Busenfreundin mit Trixie, dem Minidackel, deren Papa der Generalinspekteur der deutschen Luftwaffe war, man steht da und wartet insgeheim darauf, dass der Boden vibriert und einer der kleinen mobilen Panzer vorbeibrettert, wie früher, in den Siebzigern, als ein Sohn von Hanns Martin Schleyer sich in dem kleinen Villenviertel niedergelassen hatte und dort gesichert werden musste, die Staatsgewalt zeigte Präsenz und schepperte mit Affenzahn durch die schmalen Straßen. Die Bundesrepublik nach dem Deutschen Herbst! Vorbei. Man ruft sich zur Ordnung und erinnert sich daran, weshalb man hier ist. Aufräumen!

Man öffnet das Küchenschrankfach und sieht eine Kollektion von Tee- und Kaffeekannen, Mamas versammelte Mannschaft von Kannen mit Nasenschäden – wirkt wie eine Porzellan-WG der Kriegsversehrten. Alle Modelle meiner Kindheit sind vertreten. Die elegante, geschwungene, mit klassischen Arabesken verzierte alte Kanne, dünnes Porzellan, unten aufgeplustert, nach oben hin, als wäre es eine Taille, verjüngt. Aber: Nase ab. Daneben ein stabiles Modell von Melitta, Kantinen-Charme der Sechzigerjahre. Das Kännchen für Mamas kleinen Kaffee, Creme mit rot gezeichneten Schäferszenen, den ersten Kaffee nach dem Mittagsschlaf, den sie nicht unter einer Stunde hielt, schon um sich von der anstrengenden Hausfrauentätigkeit zu erholen. Oder war es, um diesem Hausfrauendasein für eine Stunde ins Nirwana zu entfliehen, zu fliehen vor uns, dem Dorf, dem ganzen blöden Leben? Womöglich auch nur die ultimative Luxusgeste, sich einfach Zeit nehmen zu können, ohne spuren zu müssen in irgendeinem Job, der für Frauen ihrer Generation natürlich sowieso nicht so viele prickelnde Chancen bot?

Zurück zum Kännchen, dieses ist von Hutschenreuther, jetzt ohne Deckel. Die uralte Zwei-Liter-Kanne für die große Familienfeier, Zwiebelmuster natürlich. Von dem dazugehörigen Geschirr findet sich noch genau eine Kaffeetasse, in der sich in meiner Kindheit das Mädchen aus dem Dorf, das meiner Hausfrau-Mutter zur Hand ging, den Kaffee aufbrühte. Zwei Teelöffel Pulver und kochendes Wasser drüberkippen, abwarten, bis sich der Kaffee setzt, vorsichtiges Abschlürfen mit spitzem Mund. Ich erzähle das nur, weil heute ja einige der Meinung sind, Kaffee ließe sich nur mittels eines Gerätes herstellen, für das George Clooney wirbt und das nur mit Kapseln aus Alu betrieben wird, das in Afrika geschürft werden muss und mit seinem Abfall die Landschaft verpestet.

Es gibt schlichte weiße, aber auch poppige, rote oder wild gemusterte Kannen, Kannen in kapriziös affektiertem Blumendekor, Gräser und so, der Sechzigerjahre. Da ist die Lieblingskanne meiner Kindheit, weiß mit Kornblumen im verzauselten Hellblau. Es sind nicht weniger als zwölf, fünfzehn Kannen, alle diese Kannen wurden offensichtlich seit Jahren nicht mehr benutzt, aber eben auch nicht weggeworfen. Allen gemein ist ein minder leichter oder ziemlich schwerer Nasenschaden, auch der Kannendeckel scheint zu einer hochgefährdeten, vom Aussterben bedrohten Art zu gehören. Warum nur stehen diese Kannen hier, wieso wurden sie nicht weggeworfen? Brachte sie es nicht über sich, ihre Vergangenheit in die Tonne zu befördern, wollte sie durch die Kannen an sie erinnert werden, und wenn ja, woran genau? Den Kaffee im Garten, mit einer Freundin und der kleinen Kornblumenkanne? Die langen Tafeln, an denen die Familie an Festtagen saß und dem Butterkuchen zusprach? Diese nachmittägliche Aufweckstunde mit ihrem rot bemalten Zweitassenkännchen, nur sie mit ihrer Tasse von etwas, was sie auch Jahrzehnte nach dem Krieg »echten Kaffee« nannte?

Ich öffne die Speisekammer und stehe Säulen sauber hochgestapelter silberner Gebilde gegenüber. Die Schlemmerfilet-Wannen! Meine Mutter hatte ein tiefgefrorenes Fertiggericht in Gestalt des preisgünstigen Schlemmerfilets entdeckt, das hatte sich wohl zu einer Leidenschaft ausgewachsen, in der auch die immer wieder herrliche Überraschung steckt, wie einfach es doch heute sein konnte zu kochen, einfach ohne viel Geschnipsel und Gemassel, wie man sagte, ohne hinterher eine verdreckte Küche putzen zu müssen. Einfach in die Mikrowelle! Kabeljau war es also in dieser hübschen silbern glitzernden Alu-Wanne, die sie allerdings brav abspülte und hochstapelte, also vom Boden bis unter die Decke, in mehreren Säulen. Für den Fall der Fälle. Falls man mal eine braucht.

Daneben unzählige hochgestapelte Exemplare aus der Gattung der sauber gespülten Eiscremebehälter, kinnhoch gestapelt. Goldfarbene Plastikgefäße, in denen, so wusste ich von Besuchen, Langnese Kirsch oder Schokostreusel oder Eisrumtopf gewesen war, ihre kleine Sünde, des Abends, vor dem Fernseher, die sich zuletzt in großen Kleidergrößen niederschlug, es gab zwanzig, dreißig, nein, waren es tatsächlich fünfzig?, ja, mehr als solcher Behälter, die sich hier türmten, in hoffnungsloser Erwartung von ganz viel

Besuch, für den man in diesen praktischen Dosen ja etwa ein Stück Butterkuchen für die Rückfahrt einpacken konnte.

Aber natürlich waren wir gar nicht so oft da gewesen, gerade ein-, zweimal im Jahr, also bevor sie krank wurde. Wie auch, mit den Kindern, dem Job, in diesem eiligen Leben, wo es viel praktischer schien, dass sie zu uns reiste, mit ihrer Rentnerkarte, billiger als ein Kinderticket, von dem wir schon zwei brauchten. Und abends, allein in ihrem Fernsehsessel, gönnte sie sich dann ein Schälchen Eis. Oder ein kleines Gläschen von irgendwas.

Die Rede ist jetzt nicht von dem Mosel-Riesling, der sich in großen Batterien im Keller finden würde – eingestaubte Flaschen, fünfunddreißig Jahre alt und älter, und das, obwohl ein Riesling nach fünf Jahren schon schwächelt. Sie waren wohl vergessen worden nach dem Tod meines Vaters dreißig Jahre zuvor, der ja von der Mosel stammte und lange über seinen Listen mit Weinsorten zu brüten pflegte, um sie dann bei befreundeten Weinhäusern in der alten Heimat zu bestellen, allerdings nicht mehr lange genug lebte, um sie zu trinken. Wir reden eher von Dujardin, von dem sich eine angebrochene Pulle fand sowie nicht wenige Flaschen auf der Reservebank, alle in ihrem attraktiven goldfarbenen Netz, ein Outfit, das perfekt zum kleinen verspiegelten Barschrank im Wohnzimmer passte.

Dort dann auch Oberstdorfer Honig-Schnapserl, 35 Prozent, der Muskateller-Likör aus Barcelona,

15 Prozent, in einer anmutig ausgebeulten Flasche. Oder Kahlúa Kaffeelikör aus Mexiko. Ein Aquavit aus Oslo, Gammel Reserve, einige Flaschen Osborne. Natürlich Sherry und Port, Cassis für die Sektlage, wenn die Schwester zu Besuch kam. Cointreau für den Kaffee, Kirschwasser für den Obstsalat. Kein Whiskey, dafür aber eben Cognac, weil der benachbarte Herr Professor und seine Frau über Jahre nach ihrem Abendspaziergang bei ihr reinzuschauen pflegten für sein »Kongnäkle«, alternativ etwa nach einem Morgenspaziergang für einen Piccolo, weil der Professor an niedrigem Blutdruck litt, die Damen hatten ihn überzeugt, dass ein Piccolo eleganter den Kreislauf ankurbelte als eine Blutdruckpille. Nach dem Tod seiner Frau vor zehn oder so Jahren war der Professor weggezogen zu den Kindern, mag sein, dass deshalb so viel Osborne und Dujardin stehen geblieben war und im Kühlschrank ganze Batterien von Piccolos, alle abgelaufen und, wie sich zeigte, längst ohne Perleffekte.

In den Schubladen der großen Kommode treffe ich auf die gesammelten Servietten aus Jahrzehnten. Großes Durchatmen. Es gibt Servietten mit Rosenmuster, Servietten mit Rauten, Servietten mit Weihnachtsmännern, Servietten mit Lämmern, Servietten mit Narzissen, mit Rosen, mit Apfelblüten, mit Tulpenbaumblüten. Es gibt Servietten aus hauchdünnem Flies, in durchscheinendem Violett oder Frühlingsgelb, mit einem Fransenrand, der so zart wirkte, als wäre er von den Jahrzehnten des Herumliegens ausgezehrt. Es gibt Servietten für jede denkbare, undenkbare, jedenfalls nie stattgefunden habende Gelegenheit, sonst wären nicht so viele Servietten übrig geblieben. Es gäbe genug Servietten, um die gesamte Nachbarschaft und alle Freunde, die noch lebenden oder schon toten, an langen Tischen aufs Stilvollste kleckerfrei zu stellen. Aber es ist ja kaum noch jemand da, also von diesen alten Freunden. Alle tot.

Es gibt übrigens auch noch Servietten in der praktischen reißfesten Qualität, in massivem Hellblau und Rosa, sie lösen Beklemmung aus. Das waren die Papierservietten, die zum Einsatz kamen, wenn ein Enkel mit anreiste, wohl um die Stoffservietten zu schonen, da saß dann der Enkel, dieses der Ferkelei verdächtige Wesen, vor seinem über die kostbare Tischdecke ausgebreiteten Kleckerset aus Plastik, weil ihm ja, bei aller Liebe, nicht zu trauen war, schon gar nicht im Umgang mit einer kostbaren Stoffserviette.

Die Stoffservietten ihrerseits lagen, ihrem kostbaren Status gemäß, in Kartons, in denen früher mal Pralinen gelegen hatten, sie hatten Spitzenumfassungen oder gestichelte Spitzenmuster oder waren durchsichtig oder aus Damast und trugen Monogramme von Onkeln und Tanten, die allesamt tot waren und nicht wussten, dass ihre Servietten auch Jahrzehnte nach ihrem Tod immer nur geschont worden waren, einfach nie auf die Bühne durften, also höchstens zweimal im Jahr, und deshalb auch kaum bewundert werden konnten wegen grausamer

Einsargung in Pralinenschachteln – weil es Mama natürlich zu mühsam war, sie wieder zu waschen, dann zu bügeln, das auch.

Die Stoffservietten waren ihren Tischdecken zugehörig, die ihrerseits in den großen Schubladen der Anrichte lagen und so eingesperrt über die Jahre missgünstig Stockflecken gebildet hatten. Es waren Tischdecken, weiße Ware, mit eingewebten grafischen Mustern. Schweres Leinen. Es gab sehr viele Stapel von schweren Leinen-Tischdecken. Es gab aber auch weiches glänzendes Satin mit eingestickten Streublümchen oder gelben Damast mit Fransen oder aufgestickten gelben Röslein. Es fanden sich Tischdecken in der Länge vier oder fünf Meter, für die ausziehbaren Tische, Tischdecken in Rund, in kleinen oder großen Quadraten, Tischdecken mit Hohlsaum umfasst oder Tischdecken bestickt mit Kerzen oder Frühlingsblüten oder Christrosen auf grünen Zweigen oder schwerer Dahlienpracht auf dunkelbrauner dickfädriger Wolle.

Es gab einen solchen Exzess von Tischdecken, er ließ mich sprachlos dastehen zwischen diesen nun im Esszimmer um mich herum hoch aufgestapelten Tischdecken in jedweder Größe und Couleur, nicht zu vergessen mein kleiner Weihnachtsstern, den ich mit zitternder Nadel mit fetten Tannenzapfen geschmückt habe, also höchstens zweite Klasse, und der irgendwie zwischen die Elite der Kostbarkeiten gelangt war, als hätte er sich hinter ihrer Exquisitheit schamhaft verstecken wollen.

Da war auch ein noch nie eingesetzter Tischläufer mit feinstem Muster aus roter Wolle, mitgebracht aus Kreta. Es gab schmale lange Tischläufer mit Spitzeneinsätzen, die ersten waren aus Mamas Urlaub in Israel, die letzteren aus unserem Dorf, wo sie in der Kirche als Altarläufer gedient hatten. Riesige runde Decken aus nichts als Spitze. Mitbringsel aus China! Brokatläufer mit Goldlitze für die Dielenkommode. Weiße geklöppelte Kreise, als Unterlage für die Frisierkommode. Weich geschwungene Kreise aus durchsichtigem Organza in Nude mit gestickten taupefarbenen Arabesken, sie wirken wie Tischdessous. Rote geklöppelte und giftblaue Spitze als Mitbringsel aus dem Baltikum. Die alten gewebten Decken, ein bäuerliches blaugraues Karo mit gestopften Stellen, das ich wiedererkenne von den Fotos, auf denen die Verwandtschaft im Garten tafelt, zu Ehren des fünften Geburtstags meiner Schwester, die im Vordergrund auf ihrem neuen Rad herumschlingert, und ich sitze, nun ja, auf Mamas Schoß, ein dickes Baby in einem dicken Strickkleid.

Weiße gewebte Decken mit scharlachroten Blüten im Jugendstil mit schütteren Stellen, an denen sie auseinanderfallen. Modernes Trevira, das man nie bügeln muss. Zusammengeklebte Wachstücher, die man nur abwaschen muss. Ich fand die grobe leinene viereckige Tischdecke in diesem robusten Rot, die des Sommers auf dem Gartentisch neben dem Rosenbeet aufgetischt wurde, für das neue Geschirr, Villeroy & Boch, das Frühstücks- und Kaffeegeschirr mit seinen ebenfalls in Weinrot gepinselten Szenen aus Old England, das sie später ins Heim hatte mitnehmen wollen, aber es zeigte sich, dass das sogenannte neue Geschirr tatsächlich schon so alt war, dass sich kaum ein Set unangestoßener und nicht vom Kaffee gelblich verfärbter Tassen fand.

Die Tischdecken und die Servietten, so stellte sich heraus, waren nur eine Untergruppe der Stoffe. Auf die Stoffe stieß ich, als ich die Kellerräume inspizierte. Die Kellerräume entfalteten eine eigene Dynamik. Die Besuche im Keller waren zunächst nur Stippvisiten, wurden dann Tiefenbohrungen in das Gewebe der Vergangenheit, es sollte viele Wochenenden dauern, bis ich aus diesem Keller wieder herausfand und ins Tageslicht blinzelte, als wäre ich ein halbes Leben lang in einem Bergwerk verschollen gewesen.

Wenn man die Kellerdiele durchschritten hatte, mit einem Nicken zum silbernen Teegeschirr in seiner Vitrine, konnte man sich nach rechts wenden, zum Einmachkeller, und stieß dann dort auf viele Regalmeter von Weckgläsern. Es waren Reihen um Reihen von Weckgläsern, sie trugen mit Grandezza ihren Pelz aus Staub. Kaum konnte man sehen, was in den Gläsern war, es sah aus wie entfärbte Stachelbeeren und Kirschen, Schweinebraten, Gurken, alles zwanzig, dreißig Jahre alt. Die Aprikosen und Pfirsiche waren unter ihrem Staubpelz gealtert, ihr Fruchtfleisch mürbe geworden, aufgefasert in eine weiche Masse. Wehmütiger Gedanke daran, mit welcher Erwartung wir Kinder erfüllt gewesen waren, wenn einer von uns in den Keller geschickt wurde, um ein Glas hochzuholen, und dann das alte Gummi schnalzte und endlich die Pfirsiche oder Aprikosen in den geschliffenen Kristallschälchen schwammen. Festtagsgefühl!

Wenn man den sogenannten Zickzackkeller betrat, passierte man eine ausrangierte Anrichte, über der sich Bilder und Teppiche türmten, schritt an Aktenschränken vorbei, in denen, wie sich später zeigen würde, die Akten der Familie aus etwa 150 Jahren gelagert waren. Abstammungsurkunden des Viehbestands, Abstammungsurkunden von Papa über fünf Generationen, Arierausweise der Tanten, die Stammtafel des Cocker Spaniels, peinliche, wenn auch nicht ins Altpapier gedonnerte klamme Bücher über »Arbeitsmaiden am Werk« mit Bildern von weiß beschürzten Mädels oder »Gesundheit in der Ehe«, von Papa gezeichnete Pläne für das neue Haus, An- und Verkäufe von Wiesen und Äckern, der Briefverkehr mit den Behörden, Genehmigungsverfahren, alte Geburtsurkunden, Sterbeurkunden, krakelige Entwürfe von letzten Willensäußerungen von Menschen, die gestorben waren, lange bevor ich das Licht der Welt erblickt hatte.

Man kam um die Ecke des Zickzackkellers, und da waren sie: die Pappkartonwogen. Kleine und große, dunkelbraune, karamellfarbene, beklebte, eingedellte, verschmutzte Pappkartons, die sich in einer Ecke des Kellers bis zur Decke aufgestaut hatten. Waren es fünfzig? Sechzig? Es waren gefühlt Hunderte Pappkartons, es war verblüffend und grotesk, jedenfalls vollkommen überwältigend, eine Mixtur von eckig geformten Körpern aus hellbrauner Pappe, die mir die Knie erweichen ließ. Hysterischer Lachanfall. Für einen Moment die irre Furcht, was passieren könnte, sollten sie sich entschließen, aus ihrer Starre zu erwachen, und anfangen, sich zu bewegen, auf mich zu und über mich hinwegzufluten, Ende des Lachens, ich würde untergehen, verschwinden unter Wogen von Pappkartons. Durchatmen. Ich wollte ja von den Stoffen erzählen.

Wie sich zeigte, hatte Mama Stoffe in einen Besenschrank im Keller gesteckt. Ich öffnete den Schrank, und da waren sie: gefaltet, gestapelt, hochgestapelt. Es waren zwei Stapel, jeweils etwas schief, sie neigten sich einander zu, als wäre selbst ihnen diese Anhäufung von Stoffen zu viel, als suchten sie Halt aneinander. Es fanden sich sehr viele handgewebte Leinentücher, alle mittig dünn oder durchgelegen. Sich vorzustellen, welche Urahnen-Hintern diese Leinentücher schütter gewetzt hatten. Die dicke Oma, Mutter meines Vaters, die auf Bildern wie ein Bergmassiv unter einem Strickcape vor der Kamera saß, oben aufgesteckt ein kreisrundes Gesicht. Tante Gretchen, das Hausmädchen, so dünn, dass man die Knochen unter dem Fähnchen sah.

Es gab alte Küchenschürzen mit jedwedem Blümchenmuster, rote Blumen auf grünem Fond, rote Blumen auf tiefblauem Fond, Blumen auf Schwarz, Karos auf Schwarz oder Grün oder Blau. Ich entfaltete sie und erinnerte mich daran, wie fest sie die Frauenkörper meiner Kindheit umschlungen hatten, diese kleinen prallen Tonnen, die Tante Susi hießen oder Betty, die das Zugehmädchen aus dem Dorf war, oder Tante Gretchen, das Hausmädchen meiner Großmutter, das schon meinen Vater großgezogen hatte. Ich hätte diese Körper blind ertasten können, weil sich das Gefühl, sie zu umarmen, in allen meinen Zellen abgespeichert hatte.

Kittelschürzen waren also der Traum meiner Kindheit. Sehnsuchtsdinge. Kittelschürze tragen hieß Frau sein. Wie viele Stunden hatten wir Kinder, in Ermangelung von Bilderbüchern, mit dem Otto-Katalog verbracht, die dort sich uns zudrehenden Frauen bewundert, die spitzbusig aufgereiht waren in diesen Kittelschürzen und in freudiger Erwartung ihrer häuslichen Tätigkeit das rechte oder linke Bein leicht angewinkelt hatten und durch Aufstützen eines Arms in der schmalen Taille ihre Tatkraft zur Anschauung brachten.

Die Frau in der Kittelschürze war der Inbegriff von Weiblichkeit. Der kleine V-Ausschnitt, die Busentütchen, die Bienen-Taille, der Stoff, der die Hüften eng umfing – wie gesagt, alles ein Jahrzehnt, bevor in Italien eine junge Frau, die sich einen deutschen Grafen namens Fürstenberg gekapert hatte, das Wrap Dress erfand und dieses *Le Dernier Cri* wurde. Die erste Kittelschürze zu tragen, das war in meiner Kindheit der Ritterschlag der Hausfrau. Die Verwirrung, als diese Bastion unter dem Ansturm der politischen Geschehnisse in den Sechzigerjahren anfing zu bröseln! Wir hatten schließlich ganze Kindernachmittage damit zugebracht, mit schwitzenden Fingern und Mamas Nagelschere die süßen BHs und die wie zu weißen Satinfestungen verschweißten Mieder aus dem Katalog auszuschneiden, es war unsere erste Annäherung an diese ersehnte, ultimative, noch verpackte Sinnlichkeit – und jetzt sollte man alles mit Schwung entsorgen, wegwerfen, unsere herrlichen, so lange erträumten BHs? *Anyway.*

Es fanden sich in diesen Stoffstapeln alte Handtücher, das Frottee abgewetzt, aber auch Reste der Seidenbespannung der Garderobe in vier Karamelltönen und natürlich Reste der Seidentapete in Mamas in späteren Jahren zum Boudoir umgestalteten Schlafzimmer, eine Symphonie in einem warmen hellen Braun, darauf silbrige knotige Zweige, auf denen Blüten in hellem Bleu schwammen, dazwischen waren Enten auszumachen, die unter den Zweigen nisteten. Es gab sauber gefaltete Tischtücher mit Flecken und Tischdecken ohne Flecken, dafür mit eingewebten Romben und Rosen. Weiße Tücher, die wie Tischtücher aussahen, aber eigentlich Servietten waren, der Art, wie sie sich alte Männer in alten Filmen oben in den engen hohen Kragen stopfen, sodass die hervorquellenden Bäuche darunter verschwinden wie unter einem Zelt.

Es fanden sich weiße Handtücher mit rotem Karo und dem Monogramm meiner Mutter in Stapeln von je zehn, noch ungebraucht, weil sie sich ja früh die nun schicken Handtücher mit Blumen gekauft hatte, denn noch bevor sie ihre hübschen Handtücher in Gebrauch hätte nehmen können, waren sie schon, wenn auch noch nie benutzt, von gestern. Es fanden sich viele ausgewaschene Blumenhandtücher. Es gab Handtücher mit dem Monogramm meiner Oma und solche mit dem Monogramm von Onkel Christian, dem Bauern. Weite Spitzenunterröcke meiner Oma, einer davon in Ocker, weil ich ihn mir als Teenie eingefärbt hatte, und damit war ich nach Griechenland aufgebrochen, und die Frauen im Laden auf Karpathos hatten den breiten Spitzensaum durch ihre Finger laufen lassen zu geglucksten zustimmenden Lauten. Dann war das unmodern geworden, und noch schlimmer, Ocker wurde die Erkennungsfarbe der tanzenden und dazu immerfort wimmernden Sannyasins, ich hatte sie meinerseits nach Hause rückentsorgt. Da waren Stapel von Nachthemden meiner Oma, handgewebt aus Leinen, mit der Hand zusammengenäht, mit selbst geklöppelter Spitze abgesetzt, vor der Brust ihr Monogramm – DB für Dorothea Busse.

Ich kannte diese Nachthemden, ich hatte einmal als Schülerin einen kleinen Stapel solcher Nachthemden entdeckt und sie dann sogar getragen, weil Oma-Stil in war. Ich hatte dann von meiner Mutter zwei weitere dieser Leinenhemden bekommen, bevor ich zur Geburt des ersten Kindes ins Krankenhaus einrückte, »weil man die später auskochen kann«, hatte sie vielsagend angemerkt, was in mir ein mulmiges Gefühl erzeugte. Ich hatte also schon vier oder fünf dieser Nachthemden, aber ich hatte keine Ahnung gehabt, dass es noch etwa fünfzehn, zwanzig solcher Hemden gab, ganze Stapel dieser Hemden, stockfleckig natürlich, offensichtlich noch nie getragen, schon weil Oma, wie ich aus den Fotoalben wusste, schon bald nach ihrer Hochzeit und den Kindern in die Breite gegangen war und diese Nachthemden etwa Größe 34 hatten. Als die Aussteuer für ein ganzes langes Leben angefertigt wurde, hatte man das nicht vorhersehen wollen.

Es fanden sich Vorhangstoffe in Lindgrün, aus dem Schlafzimmer meiner Kindheit, es gab Vorhangstoffe im Trachtenmuster aus der Küche meiner Kindheit, es gab Vorhangstoffe aus der Wohnung der Großeltern in Norddeutschland mit einem kleinen geometrischen Muster in Grün und Rot. Es gab Vorhangstoffe aus dem Wintergarten unseres ersten Hauses, wo Tante Gretchen damals aufgebahrt gelegen hatte, das kleine Tante Gretchen, das mit vierzehn in die Familie meines Vaters gekommen war, zwei Generationen großgezogen, dazu in Küche und Garten geholfen hatte, die Tante Susi, die Schwester meines Vaters und ihre beiden Kinder über Jahrzehnte begleitet hatte, jetzt aber schon lange tot war.

Auf dem Totenzettel von Tante Gretchen heißt es, »verstorben nach kurzer, schwerer Krankheit«, ein Geschwulst im Bauch, das man erst nach ihrem Tod entdeckt hatte, weil sie sich geniert hatte, zum Arzt zu gehen, lieber starb sie so still, wie sie gelebt hatte. Da lag sie, die erste Tote, die ich sah. Ich erinnere mich, wie ich neben meiner Mutter stand, alle drei hatten wir die Hände gefaltet, und am Hals meiner Mutter stieg eine Röte auf. Die Vorhänge hatten ein mattes Gelb, worauf wie ausgewaschen ockerfarbene Rosen standen, die durch goldfarbene Girlanden verbunden waren.

DING-SEHNSUCHT

Will man verstehen, warum es im Haus meiner Mutter so viele Dinge gab, weshalb dieses absolute Zuviel, diesen Exzess von allem, muss man von dem großen Zuwenig reden, das sie in ihrem früheren Leben erlebt hatte. Es war noch zu spüren, in den Fünfzigerjahren, als ich ein Kind war. In meiner Kindheit, so hörte ich von den Erwachsenen, gab es von allem immer zu wenig, besser gesagt, es herrschte eine alles überbordende Furcht, zu wenig zu haben: Geld, Essen, Kleider, alles. Es wurde eisern gespart. Konsum war noch nicht geboten, sondern absolut verpönt, ein Wirtschaftswunder noch unvorstellbar. Also den Wasserhahn abdrehen, während man sich die Hände mit der Seife einreibt. Spültücher bestanden aus Unterwäsche, den zerlegten Unterhosen meines Vaters. Es war nicht so schlimm wie in anderen Haushalten des Dorfes, in denen auf der Toilette nur dieses eklige glatte Zeitungspapier lag, aber doch.

Heizen war teuer, deswegen waren die Türen der geheizten Zimmer, von Küche und Wohnzimmer, stets geschlossen zu halten; der Übergang von der Küche zum Wohnzimmer führte durch einen eiseskalten Flur, durch den man sich von einem warmen hinüber in das andere warme Zimmer flüchtete. Das gute Esszimmer war sowieso unbeheizt. So auch die

Schlafzimmer, wir bibberten unter den Plumeaus, bis sich um einen herum eine Wärmehöhle unter den schweren Federn gebildet hatte, was bei einem Kinderkörper ganz schön dauert. Man hielt die Augen offen, bis es warm wurde, weil Frieren im Dunkeln unerträglich gewesen wäre. Gebadet wurde einmal die Woche, erst die Kinder, dann die Eltern, im selben Wasser, auch Letztere sogar zusammen. Wir waren noch zu klein, um darüber zu kichern. Und immer und stets: das heilige Aufessen! *Wüsstet ihr, wie schlimm der Hunger war!* Essen war kostbar. Jeder Rest, der in der Schüssel blieb, war ein Sakrileg.

Man ging nicht ins Restaurant, sondern kochte. Der Sonntagsbraten hieß so, weil es Fleisch, also Braten, nur am Sonntag gab. Und wenn wir ins Restaurant gingen, weil meine Mutter darauf bestand, weil sie sich wenigstens ab und zu noch ein wenig wie eine Dame fühlen wollte, bestellte mein Vater für sich Spiegelei, um den Kindern zu zeigen, wie man spart. Ins Café? Einmal alle vier Wochen, nach Mamas Friseurbesuch, also in der Stadt. Ein Latte für den Weg zur Arbeit? Absurd! Gab es sowieso noch nicht, also nur im Kino, später, wo so ein mageres Ding im Abendkleid vor Tiffany stand und sich die Hände an einem Becher Kaffee wärmte, also nur in New York, vermutlich auch dort nur auf der Fifth Avenue. Auch als meine Eltern aus ihrem Dorf in die Vorstadt zogen, selbst als das große Haus, die ausladende Villa fertig war, ging das tief empfundene Gefühl des Mangels nicht weg, es ging nicht auf in diesem Stolz, es geschafft zu haben, es hatte jetzt nur mehr Grundfläche, um sich auszutoben. Die Furcht stülpte sich dann um, und aus dem Gefühl des Mangels wurde etwas, was dann zu diesen Exzessen an Gütern führte.

Einerseits wurde immer noch gehortet. »Wegschmeißen kann man immer noch.« Jedes Sonderangebot wurde zwanghaft wahrgenommen, die Backform von Tchibo, das Bilderbuch aus der Kiste, die Schuhe im Ausverkauf, *wer weiß, ob man das nicht mal brauchen kann.* Was man nicht mehr trug, wurde aufbewahrt, ein Prinzip, das sich über Generationen durchaus bewährt hatte. Kleider wurden nicht gekauft, sondern über die Kinderkette weitergereicht, herunter zu den Kleinen oder aus alten Kleidern gefertigt. Kleider waren auch deshalb zu schonen, weil schon jemand auf sie wartete. Zerriss man sie, gab's eins hinter die Ohren.

Sonntagskleider, also die schönsten, waren für sonntags. Wenn ihr Sonntagskleid schäbig wurde, trug meine Mutter es werktags auf, was eh niemandem auffiel, weil sie ja unter einer Kittelschürze steckte. Schuhe waren zu pflegen, sie wurden aufgespannt, gecremt, behütet, wer weiß, wer sie noch mal brauchen kann. Selbst als wir in die Vorortvilla gezogen waren, trug mein Vater noch die Schnürstiefel seines Vaters auf, sie sahen übrigens aus wie schwarze Redwings, heute wären sie super stylish, damals waren sie mir nur peinlich.

Will man verstehen, weshalb sich meine Mutter in ihrem Leben hinter so vielen Dingen verbarrikadierte, muss man im Kopf haben, was sie alles einmal entbehrt hatte. *Wir hatten gar nichts*, pflegte sie zu sagen. *Opa kam als kleiner Handwerkergeselle nach Hannover und hatte nichts als seine kleinen Hände.* Er war eines von drei überlebenden Kindern der Bügelfrau eines Grafen, der zu Hause sieben Kinder wegstarben, während sie im Schloss die gräfliche Wäsche bügelte. Ihre Babys blieben zurück in ihren Kinderbettchen, an deren Rand sie die Milchfläschchen gebunden hatte, zum Nuckeln, ähnlich wie wir es heute mit den Wasserspendern der Meerschweinchen tun. Dann wurde die Milch sauer, die Kinder wurden krank.

Als er heiratete, bekam er als Aussteuer sechs Stühle und eine kleine Waschkommode. Farbe Hellgrün. Sie zogen später zu mir in meine Studentenbude (»Wer weiß, wer die Sachen noch mal brauchen kann«). Nie betrachtete ich sie, ohne an den runden Mann mit dem schlohweißen Schopf zu denken, der auf den Fotos der Familienfeiern mit bombiger Zigarre abgebildet ist, er hatte es ja zu was gebracht. Mit seiner kleinen Hände Arbeit! Ein Satz, der sich in unser Denken bohrte.

Meine Mutter pflegte zu erzählen, wie sie in der dunklen kalten Wohnung abends auf ihre Mutter gewartet hatten, sie und ihre Schwester und Opa. Sie hatten kein elektrisches Licht und sparten das Öl in der Ölfunzel. Opa hatte aus dem Herd einige Ringe hochgenommen, damit das Feuer herauslodern würde, es huschte über die Wände und erleuchtete die Szene, wir Enkel würden sagen, Charles Dickens pur, aber es war nicht der Haushalt, in dem es viele Bücher gegeben hätte.

Opa saß also am Tisch und seine kleine Tochter auf der Tischplatte vor ihm, sie hatte ihre Füße auf seine Oberschenkel gestemmt, so saß sie vor ihm und kämmte, in Ermangelung von Puppen oder anderem Spielzeug, seine Haare, von links nach rechts, von rechts nach links, immer neue Scheitel ziehend, während er, in Ermangelung eines Radios, aus Inbrunst Choräle sang, »Eine feste Burg ist u-u-u-nser Gott«, bis er abrupt abbrach und »Schluss jetzt!« donnerte, jedes einzelne Haar täte ihm weh! Wir lachten so gerne an dieser Stelle, auch wenn die Geschichte tausendmal erzählt wurde, es war der Höhepunkt dieser Erzählung, aber sie grub sich auch ein in unsere DNA, als Furcht. *So arm kann man sein.*

Dann, als der Krieg kam – der zweite schon für Opa, er hatte den Ersten Weltkrieg überlebt, knapp, irgendwas war mit seinen Beinen, für den Zweiten war er dann zu alt –, da war die Angst wieder da! Eine Nacht der Bomben, und alles konnte weg sein. Menschen, denen das passiert war, suchten Unterschlupf, Menschen, die alles verloren hatten. So lernte meine Mutter ihren Mann kennen, einen jungen Assessor der Technischen Hochschule, den Opa nach einer Bombennacht entdeckt hatte, als er in schwelenden Trümmern nach seinem Zeug suchte. Man hatte nichts zu essen, die Hungererfahrung der Kriegszeit lauerte in jeder Krümmung des Gehirns, ja des Genoms; daraus resultierte Omas Habitus, sich Sahne satt in den Kaffee zu gießen und Schlagsahne auf den Pflaumenkuchen zu häufen, selbst als die Galle streikte und ihr wieder all das verboten worden war, als sich abzeichnete, dass sie sehr krank war. Was sie betraf – lieber satt und tot als hungrig und lebendig. Alles an sich ziehen, nie etwas loslassen.

Dinge wurden hochgetürmt, gegen die Not, die vergangene und die in der Zukunft vielleicht eintretende, gegen die Zeit, die alles zermalmt, uns, die Dinge, alles. Gegen den Tod. Wir, die wir weiche Biomasse sind, deren Verfall vorbestimmt ist, verschwinden natürlich jeden Tag sowieso ein bisschen, rücken unserer Auslöschung entgegen, schreibt die ukrainische Autorin Tanja Maljartschuk in ihrem schönen Buch *Blauwal der Erinnerung*.

»Der Prozess meines unabwendbaren Verschwindens hatte schon in der Minute meiner Geburt begonnen. Und je länger ich lebte, desto mehr verschwand ich. Meine Gefühle und Emotionen, mein Schmerz und meine Freude verschwanden, es verschwanden die Orte, die ich gesehen, und die Menschen, die ich getroffen hatte. Meine Erinnerungen und meine Gedanken verschwanden. Mein Verständnis von der Welt verschwand. Mein Körper verschwand jeden Tag ein bisschen mehr. Die Welt in mir und um mich verschwand spurlos, und ich konnte nichts tun, um sie davor zu bewahren.«

Also verschanzen wir uns gegen die Todesfurcht hinter einer Dingwelt, die uns ablenkt und entzückt und unterhält, also solange wir noch da sind. Und die noch da ist, selbst wenn wir verschwinden, was absehbar ist. Dem Verschwinden etwas entgegenzusetzen, ja kann das denn falsch sein? Es ist natürlich vergeblich, schreibt Joan Didion in ihrem Buch über den Tod ihrer Tochter, die doch gerade noch so wunderbar geheiratet hatte, mit allen Requisiten des schönen Lebens, den Orchideen im Haar, an den Füßen rot besohlte Louboutains, das stylishe Kleid, zum Empfang die angesagten Cup Cakes aus der Magnolia Bakery – Dingfetische, die schmählich versagen.

Keine Überlegung übrigens, die meine Mutter offen angestellt hätte. Ich stelle mir vor, wie sie in ihrem mit mattem Leder bezogenen Fernsehsessel liegt, klein und rundgefuttert, die Dauerwelle frisch gerollt, in Reichweite immer ein Schälchen mit dem scharlachroten Berg von Mon Chérie, vorher sorgsam im Kühlschrank runtergekühlt, und in der Hand, deren Fingernägel neuerdings beim Friseur in einem durchscheinenden Rosé manikürt werden, eine der heute so angesagten Moralepistel zum Thema Dingwelt.

Überschrift: »Befreiung vom Überfluss!« Ich höre sie schnauben. »Mäßigung!« Selber! Stirnrunzeln über der Seite eins, wo schon im ersten Absatz des Vorworts »der gegenwärtige verschwenderische, naturzerstörende Lebensstil in den entwickelten Industriegesellschaften« aufs Korn genommen wird. Die Drohung, die Welt werde durch diese Maßlosigkeit untergehen wie schon das alte reiche Rom vor zweitausend Jahren – Kopfschütteln, bis die Löckchen vibrieren.

Der Stil dieser Moralepisteln, die nicht wenig vom Furor einer mittelalterlichen Predigt zehren und eine erstaunliche, nun weltliche Renaissance erleben, ist nicht einladend für Leute, die sich gewohnheitsmäßig in sentimentale Pageturner versenken, vielleicht hat der Stil in seiner Art aber auch etwas von der Maßlosigkeit, die doch so vehement gegeißelt wird. »Die Bedeutung des griechischen Ausdrucks für Mäßigung lautet *sophrosýne*«, würde sie lesen. »Dieser Begriff stammt von dem Wort *sophron* ab und bedeutet ursprünglich ›vom gesunden Verstande‹. Bei Platon wird *sophrosýne* als die ›Vernünftigkeit in Bezug auf die Lüste‹ beschrieben. ›Besonnenheit‹ wird begriffen als ein ›Stärkersein gegenüber der Triebnatur‹. Bei Aristoteles richtet sich *sophrosýne* gegen die Zügellosigkeit ›beim Essen, Trinken und dem, was man Aphrodisia (Liebesgenuss) nennt‹.«

Das alte Griechenland, Goethe, Schelling, Foucault – die gesamte Intelligenzija der sogenannten westlichen Zivilisation wird nun aufgefahren, um Leute wie meine Mama das Fürchten zu lehren, Menschen, die sich lustvoll in die Dingwelt geworfen haben. An ihr hätten sie sich jedenfalls die Zähne ausgebissen. Da war sie empfindlich, beim Gestus der intellektuellen Überheblichkeit gegenüber den sogenannten niedrigen Subjekten, für den strengen Nanny-Sound hätte sie ein feines Empfinden gehabt. Dieser moralische Hochmut, der Konsum an die Spitze des mittelalterlichen Lasterkatalogs setzt (»Konsumieren bietet den Menschen einen vermeintlichen Ausgleich für Arbeitsleid und für ungenügende soziale Anerkennung«), der schrille Ton, in dem heute eine neue alte charakterliche Bildungsarbeit eingefordert wird, um dem bösen Treiben des Kapitalismus eine Grenze zu setzen, ausgerechnet im kristallin durchgehärteten Charakter jedes Einzelnen (»Selbstbeherrschung gegenüber der Triebnatur«). Verruchte haltlose Weltlosigkeit gegen Innerweltbildung! Das religiöse Gedröhne war ihr schon immer suspekt. Und dann dieses Gönnerhafte des Gestus der Verheißung: »Die Kultur des Genughabens ist der Weg in eine neue Zufriedenheit.« Aber bitte, würde sie sagen und ihre molligen Schultern zucken.

Genug war für sie nie genug. Dafür war das Leben zu gemein gewesen. Sie häufte Dinge an, sie sammelte sie lustvoll um sich, sie ließ sie nicht mehr los, wenn sie einmal da waren, vor allem aber erfreute sie sich an Dingen, auch das. Und als es an mir war, mich um diese Dinge zu kümmern, stellte ich fest, dass auch ich mich an ihnen erfreuen konnte, an ihrer Schönheit, an einer kunstvollen Handarbeit, an dem, was sie ihr bedeutet hatten.

VON DER EHE

Das seidene Nachthemd

Es liegt in einer flachen Schachtel, die sich in einer der Wäscheschubladen im Schrank meiner Mutter befindet, in diesem Schrank aus rotem Kirschbaumholz. Ich habe die Schachtel schon einmal gesehen. In der Erinnerung stehe ich mit meiner Mutter im Elternschlafzimmer, inmitten dieser geradlinigen Möbel, die sie sich zur Hochzeit haben bauen lassen, nach Entwürfen von Papa. Er hatte für sich auch ein Herrenzimmer entworfen, einen schweren Schreibtisch aus Palisander sowie drei Schränke, einen für Akten, einen für schöne Bücher, die hinter dem mundgeblasenen Glas in Gold und Grün leuchteten, sowie einen überraschend frivolen Barschrank mit verspiegelter Klappe und darüber zwei Türen für Nüsschen und Co. Und eben auch das Doppelbett mit Nachtkästlein, kleine Schubladen mit Knöpfen aus Bronze. Der Wäscheschrank mit dem Glas, das innen mit Blumengardinen bespannt ist, und rechts und links davon ein Kleiderschrank, einen für jeden.

Meine Mutter hatte, nach seinem Tod, mit ihren Kleidern auch seinen Schrank erobert sowie einen neu gebauten weiteren Schrank im Kelleraufgang und dann natürlich unseren alten Kleiderschrank. Es war das Stadium ihres Lebens, in dem sie sich, wie der Pfarrer auf ihrer Beisetzung sagen würde, jeden Wunsch erfüllen konnte – und es auch tat, übermütig, »wie ein Kind im Bonbonshop, das mit beiden Händen zugreift«, hatte er mit der Kälte eines Pfarrers gesagt, dem so was natürlich schon von Berufs wegen zuwider war.

Ihre Bonbons hießen Meissen oder Nerz unter Wildseide oder Weltreise mit der *Queen Elizabeth 2* und jetzt noch mal tolle Sektgläser aus echtem Kristall. Nichts, was ihre Kinder damals berührt hätte, unsere Sehnsüchte gingen in andere Richtungen. Wir pflegten eine antibürgerliche Abkehr von dem meisten, was die Eltern erstrebten. Aber hier standen wir, sie und ich, vor dem geöffneten Schrank, und sie kramte ein bisschen und zog eine Schatulle heraus und öffnete sie, und da war es: ihr Hochzeitsnachthemd. »Habe ich mir nähen lassen«, hatte sie etwas verlegen gesagt. Und hier ist es, immer noch.

Schräg geschnittene Seide in Porzellanrosa, bodenlang und schmal, sie muss damals so dünn gewesen sein, etwa Kleidergröße 34. Nun, es war nach dem Krieg, nach den Jahren des Hungers. Trotz oder gerade wegen dieses Krieges hatte meine Mutter nichts anbrennen lassen, es gab Erzählungen von Vorhängen, die sie von den Fenstern gerissen hatte, um sie in Tanzkleidchen zu verwandeln. Es würden sich Bilder finden, die meine blond gelockte Mutter am Arm nicht nur eines feschen Uniformträgers zeigten, schmales Kostüm, dazu keckes Hütchen auf den Locken.

Ein Bild zeigte sie in diesem Vorhang-Chiffon-Etwas, unter dem kleinen Busen gerafft, dazu an den Schultern zu runden Rosetten gerüschter Stoff, nicht unähnlich den Preisplaketten, die man Pferden anheftet nach erfolgreichem Turnier, hier aber gedacht als Kopie eines Kleides von Lilian Harvey, mit der meine Mutter die zarte Silhouette und den fast weiß leuchtenden Wuschelkopf teilte. Ihre Vorstellung von Weiblichkeit hatte sich in Kinos geformt. Sie tanzte sich durch die Nächte, gerade im Krieg. »Alle meine Freunde«, pflegte sie in zwanghafter Wiederholung zu sagen, »sind in der ersten Kriegswoche in Polen gefallen.«

Alles danach war dann wohl irgendwie kompliziert. Als ihr Vater meinen späteren Vater in der Hannover'schen Trümmerlandschaft aufgabelte, ein junger Mann, ohne Bleibe, und er gegen Omas Ojeoje bei der Familie einzog, fand sie ihn abends in der Küche vor, wenn sie vom Tanzen nach Hause kam, sie saßen dann, erzählte sie, vor dem Herd, und sie plauderte über ihre Abenteuer, und er massierte ihr die kalten Füße. Sie nannte es »Bratkartoffelverhältnis«.

Die Hochzeitsbilder von 1948 zeigen ihn strahlend und sie an seiner Seite wie eine Trophäe, allerdings untypisch angekuschelt und mit einem etwas furchtsamem Blick schräg nach oben gestellt, als wollte sie sagen: »Wie bin ich bloß hier hingekommen.« Schon klar natürlich, wo sie hinkam mit dieser Hochzeit, der Mann immerhin ein Herr Doktor, die Familie nicht unvermögend. Bisschen zurückhaltend vielleicht. Also nicht ganz so schnittig, wie sie es gern hatte.

In der Hochzeitsnacht dann also das kostbare Seidennachtkleid. Welche Hoffnungen darin steckten auf Schönheit und Eleganz, auf Lifestyle und Glamour. Später würde sie andeuten, er habe ja noch nicht so viel Erfahrung gehabt, ich würde herausfinden, dass das so nicht ganz stimmte. Dann, als ich ein kleines Mädchen war, wurde ich in das Ehebett einquartiert, und er zog unters Dach, ich lag in diesem Eheschlafzimmer, das gegenüber dem Wohnzimmer lag, und hörte ihre lauten Stimmen.

Als ich, viele Jahrzehnte später, an ihrem Bett saß, in dem sie gestorben war, blätterte ich die Fotoalben durch, die Jahre des Familienlebens, und mir fiel auf, wie sehr sie sich einige Jahre nach der Eheschließung verändert hatte. Die hohen Schuhe verschwanden. Statt des weißblonden Wuschelkopfes eine goldfarben gefärbte Dauerwelle. Die frivolen Kostümchen ersetzt durch damenhafte, später matronenhafte Kleider. Darunter sammelten sich die Pfunde. Ich fragte mich, wie oft sie wohl ihr Seidennachtkleid getragen hatte, das doch die Erstausstattung für eine Zukunft hatte sein sollen, die dann so ganz anders wurde als erträumt, aber egal, sie hatte es jedenfalls mitgenommen bei den Umzügen, und ich fand es in ihrem Kleiderschrank. Jetzt liegt es in meinem, in seiner alten Schatulle, ein Mama-Objekt.

Der Gartenhut

Der Hut ist ramponiert. Ich finde ihn im Keller in einem Regal im hinteren Kellerraum zwischen Blumentöpfen mit abgesprungenem Rand und einem dicken Bündel Bambusstäbe verschiedener Länge, wie sie zum Hochbinden von Blumen verwendet werden. Zu denken, dass die Mutter diesen Hut bewahrt hat von all den Dingen, die der Vater zurückließ, der sorgsam ausgesuchten Reihe von Anzügen in praktischem Salz- und Pfeffermuster, die unauffälligen Socken, die zurückhaltend getönten Schlipse, die weißen Hemden, diese ganzen Beamtenuniformen, oder diesen hellblauen Skidress, den er auf dem letzten Bild trägt, das es von ihm gibt, ein kleiner Herr mit Vorbau, der in die strahlende Sonne blinzelt, im Hintergrund die geliebte Diavolezza des Engadin – alles weg, nix mehr da. Aber jetzt dieser Hut.

Den hat sie also nicht weggegeben, nicht weggeworfen, obwohl er doch so ramponiert ist, obwohl sie, die Mutter, doch immer so darauf bedacht war, alle Kleidungsstücke abzulegen, sobald sie Gebrauchsspuren aufwiesen, »das wird hier doch schon dünn«, pflegte sie voller Ingrimm zu sagen, indem sie mit den Fingerspitzen über die Enden eines Mantelärmels oder eines fadenscheinig werdenden Pullovers fuhr, als wollte sie, die Tochter des »kleinen Handwerkers«, wie sie sich gern auftrumpfend nannte, sich ja nicht bei Ärmlichkeiten erwischen lassen. Beim Metzger redete man sie mit Frau Doktor an.

Das zarte Stroh, gewebt in einem nicht minder delikaten Fischgrätmuster, hat den Strapazen der Jahrzehnte nicht standgehalten. Die schmale Krempe wogt auf und ab, oben, wo die Hutkuppel auf ein enges Grat zusammengekniffen ist, an dem der Vater sich den Hut mit Daumen und Zeigefinger packte, um ihn sich auf den Kopf zu setzen, oben ist dieses Riff gebrochen, und die Enden des Strohs strubbeln aus diesem Bruch heraus. Die Hutkuppel umläuft am unteren Ende, wo sie in die Krempe übergeht, ein etwa daumenbreites, wie zu einer Strohspitze verfeinertes Band, was immer noch hübsch aussieht und sicherlich praktisch gewesen war, weil der Vater am Kopf so schwitzte.

Er hatte sich in die Gartenarbeit geworfen wie ein Berserker. Des Abends, wenn der kleine Audi in Beige (angeschafft gegen den Willen der Kinder, die von einem roten BMW geträumt hatten) vor die Garage gerollt war, um exakt halb sechs – es waren noch Zeiten, in denen der Chef eines Katasteramtes morgens um acht am Schreibtisch saß und sich ebenso pünktlich in den Feierabend verabschiedete, ohne schwere Aktentasche –, nach diesen Bürotagen, an denen der Vater bleich von der Anstrengung, vielleicht auch von Ärger und Frust, zu Hause eintraf, dann ging es los, das kleine herrliche Restleben am Ende eines Tages. Umziehen, raus. Graben und buddeln, säen, harken, nur das.

Die ersten Familienbilder aus den Jahren, in denen wir noch auf dem Dorf wohnten, sind vor einem langen Zaun aufgenommen, an dem die Rosen wucherten, Schneeweißchen und Rosenrot, und davor die Frau mit dem verschlossenen Gesicht, vor ihr das blond gelockte Mädchen, daneben eine kleine Dicke, also ich. Die Rosen waren sein Liebstes. »Sind sie nicht herrlich, hat man je so schöne Rosen gesehen!«, rief er und erheischte unsere Zustimmung.

Später, im Garten des neuen Hauses, das so schön werden sollte wie nur irgend möglich, der Traum beider Eltern, der sie aneinander binden würde, bis dass der Tod sie schied, buddelte er dann Löcher für die Bäume, die kleine Truppe von Fichten, davor Rhododendren und die ganze Farbpalette der früh blühenden Azaleen, das Violett und Rosé und Weiß und Gelb und Orange und auf dem Rasen die Zeder mit den hängenden Ästen, die sie so liebte. Er stand dann abends an dem großen Fenster und forderte wieder geradezu verzweifelt Beifall. Ob man schon je einen so schönen Garten gesehen hätte, ob es nicht der herrlichste Garten des ganzen Ortes sei. Einmal wies ich darauf hin, dass doch auch die Nachbarn schöne Gärten hätten, keine gute Idee, schon wurde es wieder laut.

Noch schwieriger war die Lage, wenn man in seine Nähe geriet, wenn er sich anschickte, zum Gärtnern rauszugehen. »Komm mal bitte mit«, pflegte er dann zu sagen, in diesem Amtsleiterton, als wären wir seine Messjungen, die er mit den Latten hier- und dorthin beorderte, bei den Vermessungsübungen im Gelände. Kein Entkommen, vor einem lagen gähnend langweilige, sich gefühlt über das ganze Leben ausdehnende Stunden, in denen man neben ihm zu stehen hatte und wartete, bis er einem befahl, einen Faden zu halten, mit dem er eine Sonnenblume oder eine Dahlienblüte an einen Stab band, bitte den Faden straff ziehen, schnapp. Schnipp.

Man versuchte also, nicht greifbar zu sein, wenn Papa in den Garten ging, und dann sah man ihn da draußen rumwerkeln, für sich, allein. Er pflanzte dann etwa die selbst gezogenen Herbstastern, es entstanden kleine Wogen von hingetuschten Pastellfarben, pink und nachtblau, weiß oder bordeauxrot, und er wurde nicht müde, darauf hinzuweisen, dass doch die nicht gefüllten Blüten die schönsten seien. Ja, Papa. Braves Nicken allerseits.

Einmal, als er in seinen alten Klamotten im Vorgarten herumkroch, blieben Passanten stehen und fragten ihn herablassend nach den Leuten aus, denen das Haus gehörte, es war die Zeit, als Gärtnern noch nicht Gardening hieß und als niedrige Tätigkeit galt, jedenfalls ungeeignet für das aufstrebende Bürgertum der Bonner Republik. Undenkbar, dass der Typ in den alten Klamotten ein Hausherr sein konnte.

Man sah ihn übrigens nie mit ihr zusammen gärtnern. Ich kann mich nicht erinnern, die Eltern je zusammen im Garten gesehen zu haben. Erst als er tot war, hatte sie das Gärtnern für sich entdeckt, dann harkte sie mit verwuschelter Dauerwelle und glühenden Wangen oder robbte auf allen vieren durchs Rosenbeet auf der Suche nach Unkraut und zeigte anschließend stolz ihre Schrammen und Kratzer. Es war, als hätte sie sich vorher, als er noch da war, nicht in den Garten getraut, in sein Revier. Aber jetzt ist da dieser Hut. Sie hatte ihn aufbewahrt, nach seinem Tod, die vielen Jahre lang.

Ich setzte ihn auf und stellte fest, dass ich dieselbe Kopfgröße habe wie er. Überwältigendes Gefühl von Zärtlichkeit. Woher kommt er überhaupt, dieser Hut?

Ich ertappte mich dabei zu wünschen, Papa hätte ihn aus diesem Urlaub in Korfu mitgebracht. Die Eltern hatten schon jahrelang keinen Urlaub mehr zusammen gemacht, er war jedes Jahr allein zum Segeln gefahren, eine Passion, die er im besetzten Oslo erworben hatte. Sie hasste es, und sie hatte sich immer wieder zum Abspecken in ein norddeutsches Schlosshotel begeben, wahlweise nach Bayern. Aber dann, doch – Korfu. Wir Kinder waren verblüfft gewesen, wir konnten uns nicht vorstellen, was die beiden Rundlinge zusammen in Korfu machen sollten, dann aber kamen fröhliche Postkarten, und als sie zurück waren, zeigte Papa Bilder von einem Hotel auf Klippen, in den Felsen gehauen eine Serpentinentreppe, und ganz unten poppte Mamas Bademütze mit den Plastikblumen in den türkisblauen Fluten auf, darunter ihre bleichen Beine beim Wassertreten.

Auch sie hatte ein Bild von ihm aufgenommen, wie er lachend auf einer Vespa auf sie zukurvt. Papa! Lachend! Wie es schien, waren sie mit dieser Vespa über Korfu gesaust, er am Steuer und sie hinter ihm, vermutlich doch die Hände auf seinen Hüften, vertrauensvoll, so ähnlich wie damals, als er Student war und Motorrad fuhr, durch die Eifel düste, das ganze Ahrtal entlang, diese herrliche Schlängelstraße, die am Fluss und unter Felsen hindurchführte, sie auf dem Sozius, eine kleine Fesche, die später unsere Mutter werden sollte, und dann, wann immer das Thema Motorrad aufgekommen war, betonen würde, wie schlecht es ihr auf dem Sozius geworden war, wenn er sich in die Kurven legte. Und er konterte, sie habe eben nie kapiert, in welche Richtung man sich in die Kurve zu legen hätte. Dann aber Korfu.

Vielleicht hatte er den Hut auf einem der Märkte gekauft, wo es Trecker gibt und wie karamellisiert aussehende Spanferkel auf Eisenspießen, die einen kleinen Apfel in der Schnute tragen. Dann ist der Hut vom Mittelmeer ins Rheinland gereist, von den gleißenden gelben Landschaften in den Bonner Vorort, um dort, nach seinem Tod, schließlich in einem Keller verstaut zu werden, weggeräumt neben die Stöcker, mit denen mein Vater seine Dahlien zu befestigen pflegte, neben einen riesigen Topf zur Gewinnung von Holundersaft – unten ein fester Boden, in dem ein wenig Wasser zum Kochen gebracht wurde und darauf geschraubt das hohe Gefäß für die Früchte, Trauben oder auch mal Himbeeren, aus denen es dann, wenn das Wasser heiß dampfte, tropfte und tropfte, bis genug Saft da war, der durch einen Nippel aus brüchigem rotem Schlauch abgelassen wurde, den man mit einer jetzt rostigen Klemme verschloss, die dem Ganzen etwas Chirurgisches gab.

Der Saft kam dann in Flaschen, die mit roten Gummihauben verschlossen wurden, bis man sie im Winter wieder runterpfletschte und den Saft für heiße Holundersuppe aufkochte, auf der dann, das Schönste überhaupt, rockige Inseln aus steifem Eiweiß schwammen und einem noch Stunden später die Backen glühen ließen. Auch dieser Topf war jahrzehntelang nicht mehr zum Einsatz gekommen. Gab es überhaupt noch Leute, die so etwas Altmodisches wie Holunder im Garten hatten und im Winter heiße Fliederbeersuppe löffelten?

Bestimmt nicht. Auch da lag ich falsch. Ich stellte den Topf an den Straßenrand, von wo er umgehend verschwand. Den Hut nahm ich mit, aus ihrem in mein Haus. Ich habe ihn in diesen letzten heißen Sommern benutzt, wenn ich in meinem Garten harkte und grub, mit einer blindwütigen, nicht zu stillenden Leidenschaft, die eines Tages über mich kam und blieb. Er ist jetzt so zerfetzt, dass er wie eine Erinnerung an einen Hut wirkt. Er liegt auf einer Fensterbank in Berlin, als ruhte er sich aus. Mein Papa-Ding.

Ehevertrag

Fundort: Auf dem Schreibtisch, dunkelbraune lederne Dokumentenmappe, abgegriffen.

DIN-A4-Blatt, dünnes weiches vergilbtes Papier.

Handschrift auf beiden Seiten, kleine Buchstaben, enger Zeilenabstand. Es ist die Handschrift meines Vaters, präzise Bögelchen, dahinfließend wie kleine Wogen.

Überschrift: Ehevertrag – erster Entwurf –

Auszug:

1. Wir wollen eine Ehe schließen mit dem Ziel, durch ein glückliches Familienleben gemeinsam glücklich zu werden. Diesem Ziel muss alles andere untergeordnet werden. Verantwortlich für diese Lebensgemeinschaft ist Hans. Irmgard vertraut sich ihm voll Vertrauen auf den gemeinsamen Lebensweg an. Beide werden ihre täglichen Sorgen miteinander teilen.
2. Die Ehe kann nur Bestand haben, wenn sie auf absolutem gegenseitigen Vertrauen, Kameradschaft, Treue und Liebe aufgebaut ist. »Freundschaften« können daher nebenbei keinen Bestand haben.
3. Nach geschlossener Ehe gibt es für uns keine Trennung mehr. Etwa auftretende Meinungsverschiedenheiten werden forthin immer sofort und niemals vor anderen Leuten ausgetragen. Bei unseren gleichen Temperamenten ist diese Charakterstärke unbedingt notwendig. Sollte einmal eine Meinungs-

verschiedenheit nicht beigelegt werden können, so entscheidet Hans, dem sich Irmgard auch in dieser Weise voll anvertraut. Hans ist sich der Verantwortung in diesem Falle voll bewusst, er wird die Meinung von Irmgard weitgehend respektieren. Keineswegs darf einmal eine Nacht im Groll verbracht werden, sondern Meinungsverschiedenheiten müssen noch abends beigelegt werden.

4. Beide sind sich darüber klar, dass Gesundheit eine weitgehende Voraussetzung für ein glückliches Zusammenleben ist. Jede leichtfertige Schädigung muss daher vermieden werden. Beide sind großelterlicherseits vom Lande. Das ländliche Blut, das beide noch haben, soll keineswegs abgelegt, sondern erhalten u. gepflegt werden.
5. Beide wollen ein christliches Familienleben führen und ihre Kinder religiös und christlich erziehen.
6. Beide sind sich darüber einig, dass das Glück in der Ehe nicht durch Vergnügungen, Prunk und Modehingabe erreicht werden kann, sondern nur durch gemeinsame Freude volle Harmonie, gegenseitige Aufopferung und Familienglück mit gesunden, gut erzogenen Kindern ... Ferner richtet sich jeder in seiner Kleidung so weit wie möglich nach dem Geschmack des anderen ...

In einer rotledernen Mappe finden sich zusätzlich:

- Heiratsurkunde der Großeltern
- Geburtsurkunde des Vaters
- Ahnentafel (DIN-A5-Ordner von Soennecken mit

nummerierten, eng geschriebenen Namen, die sich wie auf einem wilhelminischen Teppichbeet zum Rund ordnen)

- NSDAP-Bescheinigung vom 21. Juni 1937 über die Teilnahme am Lehrgang Nr. 13 des N.S.-Lagers für Verwaltungsbeamte (Parteieintritt 1.5.1933)
- Anstellung in der Katasterverwaltung Magdeburg (1937–1938)
- 1939 Diplomprüfung »Sehr gut«
- Reichssportabzeichen in Silber vom 7. Februar 1943
- Bombenpass
- Urkunde über Verleihung des Kriegsverdienstkreuzes 2. Klasse mit Schwertern, 20. April 1943, unterzeichnet von v. Falkenhorst, Wehrmachtsbefehlshaber in Norwegen (nach dem Krieg wegen Kriegsverbrechen angeklagt und verurteilt)
- Einreihungsbescheid Kategorie IV (Mitläufer) – Vermerk: tragbar/keine Vermögenssperre (Entnazifizierung)
- Katasteramt Hannover 1950: Zeugnis. Bachregulierung mit ca. 100 beteiligten Grundstücken zur vollsten Zufriedenheit ausgeführt.
- Werbeblatt des »Svastika«-Studios für Charakterwissenschaften. E. Issberner-Haldane, Berlin W., Charlottenburg nach Vorlage von »Möglichst 2 bis 3 Seiten ungezwungener Schrift in Tinte. Keine Gedichte.« Honorar: kurze Skizze 5 RM
- Zwei Charaktergutachten aus Wiesbaden von der Firma »Zweiring Organisation«, 1948

Vater
Charakter: Auftraggeber tritt mit kultiviertem und zurückhaltendem Benehmen auf. Dank seiner Welt- und Menschenkenntnis kommt er leicht mit Menschen zurecht. Trotz guter Einfühlungsfähigkeit bleibt der Kontakt doch nur mehr äußerlicher Art. Das soziale Empfinden ist leicht gedämpft...

Temperament: Das Temperament ist mäßig lebhaft und gut beherrscht. Aufregende Erlebnisse werden nicht tief verarbeitet...

Mutter
Charakter: Auftraggeberin ist eine lebhafte und lebensfrohe Frau, sehr sensibel und reagiert leicht auf die Beschaffenheit der Umgebung. Sie ist bei ihrer Sensibilität nicht übelnehmerisch, dazu hat sie zu viel gesunden Humor und ein zu sanguinisches Temperament. (...) von gesunder Sinnlichkeit. Sie liebt Ordnung und Schönheit, ist häuslich und ein guter Kamerad, auf den man sich verlassen kann.

Temperament: Auftraggeberin ist kein Willensmensch. Sie ist sehr impulsiv und schnell entschlossen.

Am gleichen Fundort: Ahnentafel für den Cocker Spaniel Wodka von der Rheinwiese 1962 (Vater: Gin vom grünen Bruch/Mutter: Quitte von der Rheinwiese). Rufname: Hundi.

DOSE AUS PLASTIK

Die Dose fand sich im hinteren Keller, im Regal, in dem auch Papas knittriger Gartenhut verstaut war. Sie steckte zwischen dem verrosteten Vogelbauer von Hansi und meinen ebenfalls verrosteten Rollschuhen mit ihren ehemals so schönen roten Lederlaschen, die jetzt allerdings übel verknickt und verhärtet waren. Die Dose ist aus Plastik, schlierig verkleistert mit grauem Fett, das sich mit dem Staub von vielen Jahren vermischt hat. Auf der Dose klebt ein Zettel mit dem Aufdruck einer Apotheke, der wegen des Schmutzes kaum mehr zu entziffern ist – irgendwas von »Brustentzündung« und »mehrfach täglich auftragen«. Das Datum: November 1952. Mein Geburtsmonat!

Meine Geburt muss der Horror gewesen sein. Solange ich denken kann, hallt in meinem Kopf die immer wieder und neu und gnadenlos wiederholte Litanei über meine furchtbare Geburt. Erzählt wurde von einer Orgie des Schmerzes, des Allein- und Verlassenseins, die Erfahrung einer nie enden wollenden Folter. Mama abgestellt irgendwo in einem gefliesten Raum, »wie eine Waschküche«, hieß es, allein den Wogen des Schmerzes ausgeliefert, so erinnerte meine Mutter meine Geburt, so erzählte sie es immer und immer wieder neu, die schreckliche Erinnerung tief und tiefer spurend.

Schwestern eilten vorbei, sie hatten keine Zeit. Dann, nach Stunden, endlich ein Arzt. Wie er hereinschwebte mit seiner hinter ihm herwimmelnden Entourage, und er, ein bulliger Typ, in der Hand eine Zigarre haltend, an ihrer Liege stehen blieb, sich zu ihr runterbeugte und sagte: »Machen Sie sich keine Sorgen, sie sind noch alle rausgekommen«, und dazu eine Ladung Zigarrenrauch über ihr Gesicht. An dieser Stelle der Geschichte machte meine Mutter die immer gleiche wegwischende Handbewegung und drehte ihr nun vom Ekel verzerrtes Gesicht zur Seite.

Nach der Geburt kam die Brustentzündung. Wie es schien, hatten alle Frauen in ihrem Zimmer heiße pochende Brüste, die hochgebunden wurden, um den Milchfluss zu stoppen, sie wurde nicht müde zu erzählen, wie sie in der Ferne, am Ende eines Krankenhausganges, die Babys im Babyzimmer schreien hörten, jede der Frauen überzeugt davon, das eigene, vor Hunger kreischende Kind zu hören. Und wie das Geschrei der Babys die Milch in die geschwollenen Brüste einschießen ließ, aber nicht rausdurfte und sich noch mehr staute und die Entzündung, die Schmerzen, die Sehnsucht noch schlimmer machte. Alle Frauen in Tränen. »Wir haben so geweint«, sagte meine Mutter, »dass unsere Nachthemden nass von Tränen waren« – eine Stelle, an der sie sich mit ihrer Hand dramatisch auf die Brust zu schlagen pflegte.

Man sollte vielleicht erwähnen, dass schon die Schwangerschaft nicht einfach gewesen war. Die Eheleute hatten sich zu Beginn der Schwangerschaft zerstritten. Monate des Schweigens. Von den ersten Babyfotos blicken die Eltern mit todernsten Mienen auf mich, das Wickelkind im Arm meiner Mutter, meine Mutter kreideweiß in einem hochgeschlossenen schwarzen Kleid, auf dem ein Kreuz liegt. Eindruck von Begräbnis, von einem freudigen Ereignis ist jedenfalls nichts zu sehen.

Diese Erzählung war nicht geeignet, die eigene Tochter im Hinblick auf die erste Geburt freudig einzustimmen. Aber, als es so weit war, lief es dann doch sehr anders, wenn auch nicht ganz so, wie man nach dem Hype um »die sanfte Geburt« erwartet hätte, die der französische Frauenarzt Frédérick Leboyer propagierte. Ich erinnere mich, wie ich einmal den Auftrag hatte, über seinen Film zu diesem Thema zu berichten, die junge aufstrebende Journalistin saß da also im Kino und hörte zum ersten Mal diese verzweifelt weinenden, schrill kreischenden Winzlinge und sah ihre aufgerissenen Münder, das bebende Zäpfchen, und Leboyer erzählte, wie viele Jahre er gebraucht habe als entbindender Frauenarzt, um auf diese Verzweiflung aufmerksam zu werden, das Weinen der Kinder überhaupt hören zu können und darüber nachzudenken, was es bedeutete, dass die Kinder, kaum geboren, so weinen.

Ich saß da im Kino und weinte auch, weil ich an meine Mutter dachte und ihren Schmerz.

ALLE IHRE KLEIDER

Ich kann mich erinnern, wie gern ich früher, also als Kind, in die Kleider meiner Mutter schlüpfte. Meine Sehnsuchtsobjekte. Ein Spitzenkleid, durchscheinender Batist mit weißen Kringeln, sie sahen ein wenig aus wie Würmer aus Mehlgespinst, wir spielten als Kinder darin Vogelhochzeit. Ihr Rock mit dem hellvioletten Trachtenmuster, den man sich ganz hoch, also unter die Arme, binden musste, dann fiel er gerade bis zum Fußboden und rauschte, wenn man sich drehte, auf wie ein Ballkleid, das sich ein Dornröschen vom Baum pflückt.

Später, als Studentin, trug ich ihre weiße Baumwollbluse ohne Kragen, diesen Russenkittel, ein fadenscheiniges Gewebe – was sie sehr amüsierte, besser gesagt, sie zeigte sich amüsiert, die Bluse war in ihrem Vor-Leben als Leintuch in den Betten der Familie zerschlissen worden, das fand ich romantisch, sie aber nicht, weil ihre Vorstellung einer schicken Tochter so gar nichts mit einem in der Not umgearbeiteten Bettlaken zu tun hatte und auch nichts mit mittelalterlich anmutenden Feenklamotten aus England, für die ich mich entschied. Ich trug ihre alte Bluse unter meinem dunkelgrünen langen Laura-Ashley-Kleiderrock, der sich in vielen Etagen so exzessiv erweiterte, dass man ihn, wenn man wie ein

Derwisch wild kreiselte, zu einem riesigen Rund aufwirbeln konnte.

Dann, als Hippietum uncool wurde, kamen die Jahre, in denen ich mich in ihren engen Bleistiftrock aus schwarzem Wollstoff zwängte, den ich zu Hemdblüschen und schwarzen Pumps mit stahlbewehrten klackenden Absätzen sowie viel Lippenstift trug, was mich nicht zur Freundin derer machte, die auf Partys noch unverbesserlich in weiten indischen Wallawallagewändern einschwebten und natürlich gänzlich ungeschminkt, wie es für deutsche Frauen lange geboten und dann im neuen Hippietum wieder verlangt war. Wenn Blicke töten könnten!

Später dann die Jahre, in denen sie mir fast verlegen ihre Kleider andiente, ja aufdrängte. Ob ich nicht mal schauen könnte, würde sie vorsichtig sagen. Sie passten ihr nicht mehr. Aber doch, diese Qualität! Größe 44, und immer noch zu klein, aber ich, sie hatte sich schon erkundigt, ich könne dieses Kleid oder diesen Rock doch einfach schmaler machen lassen, drei, vier Größen runter. Auseinandertrennen, dann wieder zusammensetzen. Der Schneider aus Afghanistan, der sich in unserer Nähe eine kleine Werkstatt eingerichtet hatte, wurde auf diese Weise ein Vertrauter. Stoisch trennte er Kleid um Kleid auf, verkleinerte die einzelnen Teile, setzte sie wie ein Puzzle wieder zusammen. Ich liebte und trug sie.

Das Trevira-Etui, ockerfarbene Schlieren auf rotbraunem Grund, dazu eine kleine Jacke mit Knöpfchen, die aus heutiger Perspektive wie Miniatur-Cup-

Cakes aussehen. Das Obstkleid, ein schwefelgelber Grund und darauf die schwarz skizzierte Ananas, umwölkt von Blattwerk. Das Oberteil war eng mit angeschnittenen Ärmchen und dann dieser weite Rock, alles gehalten von einem handbreiten Gürtel aus schwarzem Lack, ein Fünfzigerjahre-Traum. Das fesche Leinenkleid, oben eng mit kastigem Dekolleté, darunter breit gefaltet der Rock, und alles über und über mit fetten Streifen in Primärfarben besetzt, in Blau und Rot und Gelb, als hätte ein Kind den neuen Farbkasten durchprobiert. Ihre Freude an Eleganz und Verwegenheit – wie spät ich erst verstand, dass es stilbildend gewirkt hatte, dass es möglich war, über diese schönen Kleider ihr nahe zu sein, ein Spiel, das ich noch heute lustvoll betreibe, wenn ich mich von einer Begeisterung für ein Kleid, eine gewagte Farbe, einen herrlichen Stoff hinwegreißen lasse.

Aus den ersten Ehejahren gab es eine ganze Palette von Etuikleidern. Das herrliche aus cremefarbener Seide, ärmellos, so geschnitten, dass sich die Oberarmkugeln sportlich hervorwölbten, so wie es durch Michelle Obama später noch ein herrlicher Skandal werden sollte, nackte Oberarme bei einer Dame! Das Kleid hatte einen angedeuteten Gürtel, etwas höher als die Taille eingearbeitet, da war ein Hauch von Jackie Kennedy. Das kleine Streublümchenkleid, blaue und gelbe Blüten auf Grauweiß, das ich mal zu einem Interview mit Joan Didion trug, und sie betastete es mit ihren Augen und sagte: »So ein entzückendes Kleid habe ich nicht mehr gesehen, seit ich vor fast fünfzig Jahren New York verlassen habe, um nach Malibu Beach zu ziehen«, und dazu röhrte sie ihr dunkles, unverschämtes Lachen.

Mein Lieblingskleid war ein Etui aus grauer Seide mit den kleinen Ärmchen, auf das ein Künstler mit breitem Pinsel dunkelbraune Rosen gemalt hatte, besonders die eine liebte ich, sie saß direkt auf dem Bauchnabel, und ich konnte mich gut daran erinnern, wie ich vor meiner Mutter gestanden und die Nase in diesen Rosenbauch gedrückt hatte. Dieses Kleid habe ich getragen, bis die Seide mürbe war. Eines Tages, als ich mich schnell nach etwas bückte, krachte es, und die Seitennähte hatten sich geöffnet, waren einfach zerrissen, da, wo ein Faden sie durchstanzt hatte.

Ich war angereist mit ein klein bisschen Hoffnung und der alten kindlichen Neugier, was ich wohl in ihren Kleiderschränken finden würde. Es fühlte sich an wie ein kleines Jagdfieber nach schönen, exquisiten Kleidern, die ich schon als Kind bewundert hatte, als ich, in Ermangelung von Bilderbüchern, in ihren alten Fotoalben blätterte, in denen sie eine wundervoll gekleidete junge Frau war.

Es fanden sich jetzt sehr viele Kostüme. Hochwertig, wie die Verkäuferinnen vielleicht gesagt hatten, einmal kanariengelber Piquéstoff, jetzt eher Barbara Bush als Jackie Kennedy. Viel Jersey, sogenannte Jäckchenkleider, passend für die Kaffeeeinladungen der Nachbarinnen. Die Oberteile mit vorn vielleicht eingewebten Zöpfen, manche waren auch aus Tweed, passend zu den soliden Stempelschuhen, wie auch die Queen sie in ihrem Alter trägt. Es gab fröhliche Vorortkleider, praktische Hemdblusenkleider in Grün oder aus pinkfarbener Popeline; weite Mäntel aus Alcantara, überhaupt sehr viel Alcantara, auch als Hose und Kostüm, ja Alcantara tauchte im Haus sogar als Sofabezug auf, Alcantara war ja so etwas wie die Teflonpfanne der Achtzigerjahre-Mode, so superpraktisch, pflegte Mama zu sagen, waschbar, dabei schick wie Leder. Und superteuer und damit ein geschickt einzusetzendes Prestigesymbol.

Es gab sehr viele, sehr weite Jerseyhosen in Weiß und Kamelfarben und Lindgrün und dazu passende lose fallende Blusen in korrespondierenden Farben. In meinem eigenen Kleiderschrank hortete ich schon seit einiger Zeit eines ihrer Abendkleider, das sie getragen hatte, als ich klein war, es ist aus smaragdgrünem Crêpe, oben als Bustier gearbeitet, also schulterfrei, dazu ein enger Rock und aus demselben tropischen Grün eine Stola, die von einer handgroßen Brosche aus glitzernden dunklen Glassteinen gehalten wird. Ich liebe dieses Kleid, auch wenn ich es nicht *ein* Mal getragen hatte, und ich hatte mir trotzdem irgendetwas von dieser Art erhofft.

Was ich fand, waren Meter um Meter von dem, was man wohl »Captain's-Dinner-Mode« nennt – kaftanartige Seidenwolken, freudig bedruckt in Bunt. Lose geschnittene, wiewohl blinkende Paillettenkleider in Wasserfarben, Strudel von Pailletten in Pink und Marone, in Silber, in Weiß. Es gab tatsächlich einige laufende Meter an Abendkleidern. Also drei bis vier. Wie bitte? Ja. Es gab so viele Abendkleider, dass man einen Abendkleider-Laden damit hätte bestücken können, nur nicht das eine, auf das ich scharf gewesen wäre, dieser Traum in silbergrauem Tüll, der war nicht mehr da.

Das Abendkleid war für Damen der Bonner Republik natürlich ein Muss. Es war ein Symbol für das Angekommensein in dieser schönen Nachkriegszeit. Ältere Damen erinnerte das Abendkleid vielleicht an die Zeiten, in denen sie noch getanzt hatten, an das Herumwirbeln, das noch die schrecklichste Bombennacht vergessen ließ, es demonstrierte uns den neuen Wohlstand und ließ in seiner Schönheit das Hässliche, das gewesen war, vergessen. Frau Lübke hatte am Rhein wohl stilbildend gewirkt mit ihren adretten Kleidern. Es gab vielleicht aber auch ein kleines Gespür dafür, dass dieses Vergessen angesichts dessen, was gewesen war, frivol erscheinen musste. Und konnte der Schrecken nicht jederzeit wieder über sie einbrechen?

Sie habe alle ihre Abendkleider weggegeben, hieß es flüsternd von einer Bekannten, deren Sohn bei einem Unfall gestorben war, er war vom Himmel gefallen, nicht als Jagdflieger wie damals die Jungs, mit denen die Mütter ausgegangen waren, sondern als tollkühner Drachenflieger, und seine Mutter hatte sich der Buße hingegeben, vielleicht weil ihr der Tod des Kindes wie eine Strafe für die Hoffart erschienen war. Nun, meine Mutter hatte viele Abendkleider gehortet, vermutlich ohne den geringsten Anflug von schlechtem Gewissen, aber es war nichts darunter, was irgendwie verführerisch schien.

Es gab auch meterweise weiße Blusen, es gab schlichte weiße Hemdblusen und Spitzenblusen, weiße Blusen aus Seide und aus Crêpe, mit Perlmuttknöpfen oder Schleifen. Es gab sehr viele Blümchenblusen. In den Schubladen waren orthopädische Schuhe verstaut, Sonderanfertigungen in vielen Farben, einige Kartons waren noch verschlossen.

Es waren sogar Schuhe darunter, die sie nie getragen hatte, aber angeschafft, wohl aus Verzweiflung über ihre schmerzenden Füße, in der Hoffnung, es könnte Schuhe geben, in denen sie einmal wieder leichtfüßig daherlaufen würde, in diesem schnellen Schritt, der für sie so typisch gewesen war; und dann doch einfach verstaut, weil sie schon ahnte, es würde wieder einmal nichts werden. Es gab Sandaletten, einige mit furchterregend schräg getretenem Fußbett. Aber es gab nicht ein einziges Paar Schuhe, kein Kleid, keinen Mantel, nichts, gar nichts, überhaupt nichts, was ich hätte haben wollen. Nichts. Wiewohl alles Qualitätsware.

Ich dachte mit Sehnsucht an die goldenen Riemchenpantoletten, die sie auf diesem Bild trug, auf dem sie in einem silbergrauen Abendkleid mit einem weiten Rock aus Tüll in einem der Chippendale-Sessel sitzt, Miene ernst, wie auch die Miene meines Vaters todernst ist, der im schwarzen Anzug schräg hinter ihr steht. Wer das Bild sieht, könnte denken, die beiden hätten sich gerade gezankt, seien aber auf dem Weg zu einem Ball, aber so war es nicht. Sie gingen nie tanzen. Das Bild war eine Inszenierung. Sie sitzt dort also in diesem Traum von silbergrauem Tüll – ob sie, während sie für den Fotografen still hielt, daran gedacht hat, wie sie als junge Frau in Hannover tanzen ging mit ihrer Schwester und den Verehrern?

Die beiden Schwestern hatten sogar an Tanzwettbewerben teilgenommen, nicht ohne Konkurrenzgefühle. »Ich war mindestens so gut wie Gretchen«, pflegte sie manchmal spöttisch zu sagen, aber anders als für Gretchen war es für sie mit dem Tanzen vorbei nach der Ehe. Gretchen und ihr Mann pflegten ihren Tanzclub. Manchmal merkte meine Mutter bissig an, ihr Mann habe Angst auszugehen, weil er befürchtete, sie könne ihm abhandenkommen. Einmal hörten die Kinder ihn brüllen, er dulde das nicht, diese unerhörten Stöckelschuhe, mit denen sie umknicken und ihre Gesundheit ruinieren würde. Immerzu Gesundheit, Gesundheit. Alles ruinierbar. Und irgendwas Finales von »werde ich abhacken«. So weit kam es natürlich nicht. Aber das Kleid, die Schuhe – weg.

Es gab nur ein paar Fundstücke aus Mamas Vorzeit, also vor der Ehe. Ihre weißen flatternden Shorts aus Leinen, die Sportschuhe aus gelöchertem Leder, wie man sie heute als »Vintage«-Modelle wieder herstellt, aus ihrer Zeit, als sie sich entschlossen hatte, Gymnastiklehrerin zu werden, um ihrer öden Versicherungsarbeit zu entkommen. Dazu gibt es Fotos, auf denen sie und ihre Freundinnen an einem Sandstrand entlanglaufen und hochspringen, es müssen Ferien in einem der letzten Kriegssommer gewesen sein. Auf dem Bild sieht man meine Mutter, die in einer Art von Bikini in der Luft schwebt, die Arme gespreizt wie Flügel, das Bild hing bis zuletzt neben ihrem Bett und zeigte sie, pflegte sie zu sagen, als sie noch jung war und nichts Schlimmes an den Füßen hatte, »als ich noch kein Krüppel war«, wie sie zischte, unversöhnt mit ihrem Alter, ihrem Schicksal, mit allem.

Unter den Stücken, die mir die liebsten sind, ist ein Badeanzug, besser gesagt, ein Sonnenbadeanzug. Er ist aus weißer Baumwolle mit einem wasserblaufarbenen geometrischen Streifenmuster, oben als Bustier gearbeitet, verstärkt mit Plastikstäben, unten, um den Po herum, gibt es einen kleinen Faltenrock. Die Träger kann man an glasklaren Knöpfen befestigen oder verwegen weglassen. Das kleine Label sagt: *Styled for the Stars of Hollywood* – für Hollywood-Stars geschneidert. Und meine Mama! Aus *Los Angeles, California*!

In meiner Erinnerung liegt sie in diesem süßen Teil hinten im Garten in einem Liegestuhl und liest, und vorne, am Gartentor, staut sich die männliche Dorfjugend, glotzend und kichernd, weil sie vermutlich noch nie eine Dame im Sonnenbadeanzug gesehen hatte; oder eine, die im Liegestuhl rumliegt mit ihren nackten Schenkeln, statt im Stall mit anzupacken. Und noch dazu liest. Und sich taub stellt für das

Gegröle vor ihrer Tür. Das Gartentor schützt sie vor der Meute; andererseits war das Eisengitter natürlich auch so etwas wie die Tür eines Käfigs, in dem sie fest-saß. Beschließe, den Badeanzug nicht wegzugeben.

PUTZSCHRANK

Der Putzschrank in der Küche ist ein Entwurf meines Vaters auf Wunsch meiner Mutter. Mit Grund: Was die Sakristei für den Pfarrer ist, war ein Putzschrank für die Hausfrau – hier wurden die Instrumente verwahrt. Noch heute habe ich im Handgelenk, wie leicht sich die Tür durch ein Drehen des Schlüssels, der in einem ösenähnlichen Ring endete, öffnen lässt. Dann springt innen eine kleine Lampe an, und in ihrem Licht ist zu sehen, was da alles so ist im Putzschrank einer alten Dame, die ein Leben lang Hausfrau war. Ein Besen natürlich, Borsten verklebt. Das Kehrblech, abgeschabt.

Wie kann es sein, dass einen diese Dinge plötzlich mit einem leichten Ekel anspringen, obwohl sie gestern doch noch gedankenlos benutzt wurden? Weil sie jetzt die Schmutzspuren von etwas Vergangenem tragen? Wir ihnen nicht mehr zutrauen, im Leben etwas in Ordnung zu bringen, sauber herzurichten, damit es für ein Morgen taugt? Weil es kein Morgen mehr gibt und sie stattdessen nun ein erbarmungsloser Blick trifft, der Inventurblick, an den sich die Frage anschließt: Kann mal jemand erklären, wie sich hier, in diesem Schrank, das alles angesammelt hat? Warum? Die Antwort liegt auf der Hand. In diesen Dingen zeigt sich, was ein ordentlicher Haushalt war, wie sauber es sein konnte; ohne jede Dreckspur, keinerlei Ungeziefer, dafür alles auf Hochglanz.

Möbelpolitur, vier Flaschen, zwei hell, zwei dunkel. Noch nie habe ich Möbelpolitur verwendet, ich beschließe schuldbewusst, die Flaschen mitzunehmen, es scheint an der Zeit, auch meine Möbel, die politurmäßig vernachlässigt wurden, aufzumöbeln.

Noch eine Flasche Möbelpolitur, diesmal lösungsmittelfrei. Carnaubawachs, Schellack, wasserabweisend und seidig glänzend – »Mit weichem fusselfreien Tuch hauchdünn auftragen, nach kurzer Einwirkzeit nachpolieren«.

Terpentinersatz, Flasche verrostet und leer.

Karosserieschutz, beige, dauerelastische Kautschuk-Kunststoff-Kombination. Gefahrenklasse A1/VbF, schnelltrocknend und überlackierbar. »Dauerhafter, elastischer Steinschlag- und Korrosionsschutz mit Antidröhn-Effekt für Frontspoiler, Schweller, Türen, Heckschürzen, Motorhauben, Kofferraumdeckel.«

Eine Sprühflasche – schätzungsweise ein halbes Jahrhundert alt. Das Bild auf der Sprühflasche zeigt eine Hand, die so etwas wie eine Sprühflasche hält, die in Richtung einer angedeuteten Autoseite einen fächerförmigen Nebel spritzt.

Auto geputzt wurde meiner Erinnerung nach ja nur in der Zeit, bevor wir in die Stadt zogen, ein Zeitpunkt, an dem ich dreizehn war. Vorher, auf dem Land, unter Aussetzung von aufpoliertem Taschengeld für das Putzen von Papas Auto, einem braunen Audi in Größe medium, der angeschafft worden war, um die Kinder zu belehren, dass flotte Autos in frischen Farben dem höheren Beamtentum nicht angemessen gewesen wären. Nach dem Umzug in die Stadt also kein Autowaschen mehr per Hand, es wäre dort nicht mehr standesgemäß gewesen.

Stahlfix. Hellgrüne Flasche, darauf eine blinkende Spüle, auf der ein blinkender Topf, ein blinkendes Bügeleisen steht, an der Wand eine blinkende Pfanne. Ein Bild mit Aufforderungscharakter.

Schmitzol's Wiener Kalk. Rote Dose, darauf ein Doppelspülbecken, ein Stieltopf, ein Dampfdrucktopf, ein Suppentopf. »Kinderfreundlich! Selbst bei versehentlichem Verzehr unschädlich! Unentbehrlich für die Reinigung von Kochplatten!«

Wäschesteife. »Erleichtert das Bügeln, hält die Wäsche länger sauber, bringt in Form. Bügeln, solange die Wäsche noch feucht ist.«

Sprühlack für Lackschuhe. Hatte überhaupt jemand Lackschuhe?

Petroleum (Ahasol), feuergefährlich, mineralölhaltiges Erzeugnis, steuerbegünstigt. Darf nicht als Treib- oder Schmiermittel verwendet werden. Dose rostrot, Tülle mit Klebeband notbefestigt.

Normalkleister für Normal- und Dekotapeten.

Paral Insektenspray. Vom Bundesgesundheitsamt geprüft und anerkannt. Gegen Fliegen und Stechmücken. Man sieht, auf weißem Grund, einen von oben herabstoßenden Vogel in Lavendelblau, der den Schnabel aufreißt, vor dem kleine Fliegen in Panik fliehen.

Velours + Nubuk Proof + FC Imprägnierer für alle Rauhleder, *Pour tous les daims*, Inhalt reiner Wirkstoff, Farbe neutral.

Marpol Steinpflege. M, so lernt man, verleiht Marmor und allen Natur- und Kunststeinflächen ein gepflegtes sauberes Aussehen – schützt, weil es wasserabweisend ist, und gibt einen schönen Glanz. Die ideale Marmor- und Steinpflege für Fensterbänke, Steinböden, Kamindeckplatten, Marmorverkleidungen, Grabsteine etc. Das Bild zeigt moosgrünen Marmor. Ach, es ist so einfach: M flüssig auf den Boden spritzen und mit feuchtem Tuch (evtl. um Schrubber gewickelt) verteilen. M trocknet schnell, sodass anschließend mit Bohnermaschine oder Bohnerbesen auf Hochglanz gebracht werden kann.

Zweischichtklarlack. Gebrauchsanweisung: Die mit Zweischichtmetalleffektlack ausgebesserte Schadstelle wird mit Zweischichtklarlack nach 30 Minuten 2–3 Mal übersprüht, Sprühabstand 25 Zentimeter.

Noch mal Wäschesteif.

Wetterschutzspray. Mit Flour-Wirkstoff für Leder, Textilien und Synthetics. Schützt zuverlässig vor Feuchtigkeit, weist Öl und Säure ab und verhindert schnelle Verschmutzung. Schon vor dem ersten Tragen aufbringen und regelmäßig wiederholen.

Tube Rex Chrompolish, offen und verhärtet.

Lösin Universalverdünner 100, leer.

Messing-Kupfer-Pflege, für mühelosen Glanz.

Die Metallpolitur. Für alle Zier- und Buntmetalle (Bild zeigt einen Kupfer-Fondue-Topf).

Sapur, der Teppich-Sprühreiniger gegen Flecken. Neues Flaschendesign, liegt deshalb noch besser im Griff. Mit aktiven Schmutzlösern. Entfernt Flecken, beseitigt Fußspuren. Sauberkeit, die man sieht und fühlt!

Teppichpolsterschaum, sprüht mit umweltfreundlichem Embritan, pflegt fasertief und polsterfrisch.

Spiritus. Drei Flaschen. Eine Flasche Brennpaste, leer. Lampenöl. Progres + FC Imprägnierer. Schaum für Glattleder.

Textil- und Velour Cleaner. Schaum/Mousse/Foam/Schiuma. Textilbunt. Der bunte Färbespaß beim Waschen! Farbe: Kirschrot.

Spezialspray gegen Schaben, Ameisen, Wespen, Silberfischchen, Kellerasseln.

Wäscheleinen. Drei Stück. Brauchte ein Mensch drei Wäscheleinen? Nun, offensichtlich nicht. Zweimal ist hellgelb vertreten, einmal hellblau.

Der Staubwedel, regenbogenfarbene Plastikfasern. Und hier, siehe da, tatsächlich, da ist sie, unsere kleine Teppichfransenharke.

Die Teppichfransenharke! Sollte ich die Idee des Hausfrauentums, so wie es sich mir in meiner Jugend darstellte, in einem Gegenstand beschreiben, so wäre es der kleine Teppichfransenkehrer. Das Instrument ist etwa armlang, aus weißem Plastik und sieht aus wie ein Kinderbesen, der statt weicher Haare eine Borstenleiste hat, die sich über eine Leiste aus weißen Plastikzähnen hinzieht. Ein geniales Konstrukt – so kann er, in einem Arbeitsgang, die Fransen der Teppiche kämmen, sie in eine präzise, dicht an dicht liegende ausgereifte Ordnung bringen und zugleich etwaigen Staub mit einem Strich abheben.

Im Nachhinein kommt es mir merkwürdig vor, dass der Teppichfransenkehrer eine Kindergröße hat. Eine erwachsene Person muss sich bücken, um ihn in Anwendung zu bringen. Teppichfransenkehren wird so eine Tätigkeit, die von einer erwachsenen Person nicht ohne demütige Krümmung auszuführen ist. Oder soll die Kleinheit des Kehrgeräts eine Haltung gegenüber der Hausfrau ausdrücken – gegenüber Frauen, die ja in meiner Kindheit von ihren Ehemännern gern »Kind« genannt wurden? Wurde der Teppichkehrer auf Kinderformat hin ausgelegt, damit kleine Mädchen im Haushalt mittels dieses Kinderfransenkehrers frühestmöglich in die Hausfrauenrolle eingeübt werden konnten?

Ein Fransenkehrer im Haushalt setzt voraus, dass es genügend Teppiche mit Fransen gibt, für die sich die Anschaffung eines Fransenkehrers lohnt. Ein Fransenkehrer ist deshalb, auch wenn die Anschaffungskosten sich in Grenzen halten, ähnlich wie ein Staubtuch, perfekt geeignet, um die Hausfrauenexistenz zu akzentuieren.

Ich habe es als Kind bewundert, mit welch flüssigen Bewegungen meine Mutter jeden Morgen durch die Wohnung mäanderte, mit ihrem Staubtuch über die Stühle strich, die geschwungenen Beine des Chippendale-Esszimmers liebkoste, auch die in Marmor ausgelegten Fensterbänke nicht vergaß, um es dann mit der dunklen Rauchglasscheibe des Couchtisches aufzunehmen.

Jedenfalls ist es einer der nachdrücklichsten Eindrücke meiner Kindheit, wie meine Mutter des Morgens, wenn das Frühstück beendet war, ihre Arbeit aufnahm. Aufseufzendes Rückschieben des Stuhls vom Esstisch. Sie ging dann mit entschiedenen Schritten in Richtung Putzmittelschrank, und wenig später sah man sie, ein Staubtuch in der einen, den Fransenkehrer in der anderen Hand, dem Wohnzimmer zustreben.

Eines Tages war es dann endlich so weit, und ich, die ich sie immer nur beobachtet hatte, wurde aufgefordert, sie zu begleiten. Ich durfte! Ein Staubtuch wurde mir in die kleine Pfote gedrückt, damit ich lernte, dass auch die Armlehnen nicht zu vergessen seien, auch nicht die Streben zwischen den Beinen der Stühle. Und dann durfte ich endlich auch mit dem kleinen Teppichkehrer selber zu Werke gehen. Ich erinnere mich gut daran, welcher Stolz mich erfüllte, die exakt ausgerichteten Linien der Fransen vor mir zu sehen, es wirkte auf mich, als wären die Teppiche zum Appell angetreten mit ihren parallelisierten Zehlein, vor mir, der kleinen zukünftigen Hausfrau. Dass es dann doch nicht geklappt hat und keine Hausfrau aus mir geworden ist – das ist eine andere Geschichte. Am fehlenden Teppichfransenkehrer lag es jedenfalls nicht.

Im Waschkeller finden sich dann übrigens noch mehr Haushaltsreinigungsmittel, unter anderem eine große Flasche Gardinenweiß »mit blauem Reflektor-Wirkstoff«. Hinweis: »Anzuwenden nach jeder Wäsche«. Oh, und wie oft wurden Gardinen gewaschen!

Die Gardinenwäsche taktete die Jahre unserer Kindheit. Gardinenwaschen war keine Kleinigkeit. Die blütenweißen Stores wirkten als ein nach außen gekehrter, für jeden Passanten zu kontrollierender Nachweis eines fleckenlosen Lebens. Die weißen Stores verbargen das Innere, gleichzeitig demonstrierten sie nach außen, wie rein es innen war. Unschuldig.

Entsprechend heilig die Waschung der Gardinen. Das Ritual der Abnahme, das vorsichtige Ins-Wasser-Tauchen, das Hervorholen und Abtropfenlassen, dann das Wehen auf den Leinen mit anschließender Auferstehung als Vorhang im Wohnzimmer – all das verdankte vermutlich nicht wenig der jedem Dörfler in jede Zelle eingeschraubten Bedeutung von der Passion Jesu Christi, der zu Ostern seine Auferstehung feierte, nachdem für die Sünden aller gebüßt wurde, exakt zu dem Zeitpunkt, da auch die frisch gewaschenen Gardinen wieder in jeder Frühlingsstube aufgehängt sein würden.

Gardinen, die neu oder noch etwas sperrig waren, wurden in mit dem Lineal vermessene Falten gelegt, die den frischen Dauerwellenlocken über der Stirn der Frauen ähnelten, welche mit kleinen Klemmen festgehalten wurden, bis sie erkaltet und starr waren. Dünngewaschene Tüllgardinen wurden sorgsam aufgehoben. Für alle Fälle! Als etwa in der Schule die Vogelhochzeit aufgeführt wurde und ich auserwählt wurde, als Lä-ä-ärche die Braut zur Kä-ä-ä-rche zu geleiten, bot ich in Erinnerung des hohen Stapels ausrangierter Gardinen zu Hause eilfertig an, einen Schleier für die Braut zu besorgen. Leider gab es keine Generalprobe, und so stand ich kurz vor der Aufführung vor den aufgeregt auf ihren Stühlen hampelnden Eltern, und es tauchte die Frage auf: »Wo, du liebe Lerche, ist der Schleier der Braut?«

Gefühl der heißen Scham. Dann ein schnelles Die-Straße-Hinunterfliegen nach Hause, der Schleier natürlich unauffindbar, verrückt, einfach nicht da – es wurde dann kurzerhand die Küchengardine abgenommen und eingesetzt. War natürlich im Tipptoppzustand.

Noch heute mag ich keine Stores. In einem Hotelzimmer ist es meine erste Handlung, die Stores zurückzuziehen. Freie Sicht auf die Welt! Ich habe zu Hause gar keine Stores, die Flasche Gardinenweiß wurde entsorgt, zusammen mit dem ganzen Putz- und Wienerzeug.

STOPFKORB

Der Stopfkorb ist aus dunkler Weide, er ist rechteckig, was eine nicht ganz korrekte Beschreibung ist, alle Ecken sind recht-rundig geflochten. Die Form ist bauchig, der Korb steht auf einem geflochtenen Zopf, der den Sockel bildet, und oben, auf dem Rand, ist ebenfalls ein Zopf. Insgesamt Eindruck von: mollig. Wie Mama.

Der Stopfkorb war das Zentrum der Familienabende, ein Gehäuse, um das die Familie nach dem Abendessen schweigend herumsaß und fleißig war. Also die Mutter und die Töchter. Was der Vater an diesen Abenden tat, ist mir entfallen, vage Erinnerung an Blättern in Fachzeitschriften, viel Gedrucktes, dazwischen mathematische Kurven. Die Mutter und ihre Töchter halten textile Objekte in den Händen, Röcke, Blusen, Hemden, Strümpfe, Socken. Socken mit Löchern, Strümpfe mit Laufmaschen (die von meiner Mutter) oder Löchern an den Knien (meine). Es gibt Blusen, die neue Knöpfe brauchen. Hemden müssen an den Trägern ausgelassen werden, wenn Kinderrümpfe sich gestreckt haben. Und dann die Röcke, die breite Säume haben und mehrfach umlaufende breite und schmale Biesen.

Das alles ist so angelegt, dass diese Biesen ausgelassen werden können und müssen, wenn das Kind schon wieder einen Wachstumsschub gehabt hat. Auslassen, den Saum neu und sauber umlegen, mit feinen, unsichtbaren Stichen befestigen. Das wurde kontrolliert, notfalls wieder aufgetrennt, wenn zu grob und schlampig, sie wolle, sagte meine Mutter in ihren üblichen Redeschleifen, sicherstellen, dass ihre Kinder selbstständig seien, für sich selber sorgen könnten. Falls ihr mal etwas passiere.

Falls ihr mal was? Etwas passiere? Was das wohl sein könne, blieb im Vagen. Äußerte sich so eine tief verankerte Todesangst, die sich in den Bombennächten unter bröselnden Kellerdecken in sie gesenkt hatte? Oder ganz anders, ein Freiheitsdrang, eine vielleicht auch vor ihr selbst versteckte Fantasie, einfach abzuhauen? Raus und Tür zu, uns zurückzulassen? Ohne Mama, wiewohl selbstständig, also in der Lage, einen Knopf anzunähen und sauber Säume zu sticheln? Es war dann jedenfalls so, dass wir gingen und sie zurückblieb, mit ihrem Stopfkorb, er war immer noch da und hielt die Stellung, selbst als sie tot war, jetzt steht er bei mir, und manchmal scheint mir, als warte er, bis auch ich verschwinde.

Der Stopfkorb fand sein Gegenüber in einem zweiten rechteckigen Objekt – dem Radio. Es war gefühlt ein Papa-Objekt, so wie der Stopfkorb gefühlt ein Mama-Objekt war, ein Eindruck, der vielleicht dadurch zustande kam, dass das Radio, obwohl das schönste des Dorfes, oft kaputtging und Papa dann die Aufgabe hatte, hinten eine gelochte Platte aufzuschrauben und dann drinnen herumwerkelte und endlich alles wieder verschloss und »geklappt!« ausrief. Wenn Gäste kamen, pflegte er dröhnend zum Besten zu geben, wie ich als kleines Kind einmal in hysterische Schluchzer ausgebrochen war, als er die Rückwand aufschraubte, und völlig außer mir geriet und schrie: »Papa, pass doch auf, die kleinen Leute können raus!«

Das Radio hatte eine Benutzeroberfläche aus poliertem Holz, welche die Vorderfront aussparte, die von oben nach unten schräg in das Gehäuse hineingekippt war, um am unteren Rand Platz für eine Reihe fetter elfenbeinfarbener Tasten zu machen. Der obere Teil der Schräge war mit einem boucléartigen Stoff in der Farbe Creme bezogen, aus ihm kamen die Töne. Vor diesem Wollgewebe kniend hatte ich, bevor ich alt genug war, um zu Näharbeiten herangezogen zu werden, einige Zeit verbracht. Ich lauschte dann, Ohr an kratzigem Wollknubbel, nicht auf Musik, wie Papa es zu tun pflegte, auf dieses Aufbrausen des Orchesters, das Hämmern des Klaviers, zu dem er triumphierend »Tschaikowski!« rief, wobei meine Mutter wie vor Schmerzen das Gesicht verzog und kundtat, es sei ihr zu laut.

Ich drehte, wenn allein, also nachmittags, an den beiden Rädern links und rechts der Tasten und hörte, wie es nur rauschte und spukte, Töne auf mich zuflogen, manchmal sogar ein menschlicher Sound, wenn auch unverständlich. Es war so etwas wie Morsezeichen aus einer fremden Welt da draußen, außerhalb des Wohnzimmers. Es gab sie! Da hinkommen! Fürs Erste hörten wir aber alle an diesen Abenden Tschaikowski oder Chopin oder Mamas Hörspiele. Und nähten und stopften. Wir wirkten vermutlich versunken, aber meine Ohren waren geradezu flehentlich nach draußen gerichtet in die Welt.

Die Welt hatte, in den Zeiten vor dem Fernsehen und bevor das schwarze Bakelit-Telefon installiert wurde, nur verschlungene Wege gefunden, um zu uns zu gelangen. Ganz früher waren es Verwandtenbesuche gewesen, also unangekündigte. Nun, wie hätte man sie auch ankündigen können, bevor das Telefon da war. Unangekündigter Besuch war die Spezialnummer von Tante Sannchen. Sie war eine dürre, stets schwarz gewandete Person, deren faltiger Hals durch eine schwarze Spitzenbordüre zusammengehalten wurde. Wenn Tante Sannchen aufschlug, ging ein Schrei durchs Dorf, jemand kam die Straße heruntergestürzt und schrie, jemand hätte Tante Sannchen an der Hauptstraße dem Bus entsteigen gesehen. Zehn Minuten!

Die Nachricht wirkte, pflegte meine Mutter zu sagen, wie ein verspätet ausgegebener Bombenalarm. Rumrennen, Sachen packen und wegstecken, Stöhnen und Jammern, dann Schürzen glatt streichen, und da war sie. Oder nicht? Jemand flüsterte, sie habe vor Geuers haltgemacht und unterhalte sich mit der alten Frau, die morgens ihren Busen auf ein Kissen bettete, um so aus dem Fenster mitten hinein ins Dorfgeschehen zu hängen. Dann aber war sie da, Tante Sannchen, beugte sich herab und strich uns mit knochiger Hand über die Wangen. Gefühl des

Fröstelns. Waren so die Menschen draußen in der Welt? So alt, so knochig, mit so kalten Händen?

Sie setzten sich zum Tee, die Großen, die Kinder durften wieder weg, blieben aber natürlich in der Nähe und beobachteten die stockende Unterhaltung, wie es denn in Lövenich so gehe, was die Kinder von Leuten machten, die wir auch nicht kannten, Gespräche, die erleichtert abbrachen, wenn Papa endlich aus dem sogenannten »Amt« heimkam. Dann stand die alte Frau auf und sagte in ihrer rheinischen rollenden Sprache: »Ach, Hänschen, wat bistu jros jewodn!« Braves Nicken.

Auch im Stopfkorb meiner Mutter gab es Welthaltiges, ein wenig versteckt in einer von meiner Mutter sorgsam kuratierten Kollektion von Dosen und Schachteln. Auf diesen Dosen etwa sah man den Fudschijama in Japan, gold auf rotem Lack aufragend, den Gipfel in Schnee gehüllt, links eine kleine Flotte von sechs Gänsen im Anflug, rechts wehender Bambus. Der Fudschijama ziert eine Metalldose, auf deren Deckel eine Geisha Platz genommen hat, deren schwarzer Kimono ihre schmalen Glieder umspielt. Das zu dunklen Wolken aufgebauschte Haar wird durchstochen von goldenen Nadeln, und in der Hand hält sie eine Schale Tee. Meßmers Jubiläumsmischung!

Oder hier, kleine Dose, die etwas von Pagode hatte. Schwarzer Korpus, an den Längsseiten nach außen geschwungen, der Deckel flach und kirschrot und mittig ein goldener Zapfen zum Anfassen. An den schmalen Seiten sieht man eine dreiköpfige Elefantentruppe, der Größe nach sortiert, wie sie so alle das linke Bein anmutig über das rechte kreuzen, fast ein Elefanten-Ballett, zwischen den Ohren tragen die Tiere jeweils einen winzigen Maharadscha mit weißem Turban. Vis-à-vis, auf der anderen Längsseite, eine Dschunke, beladen mit hochgestapelten Paketen, flankiert von zwei an ihren Tellerhüten als Chinesen zu identifizierenden Männern, beide halten einen langen Stab, synchron von oben rechts nach links unten, in den Fluss. Ach, schöne, fremde Welt! Marke Teekanne!

Nun starre ich mit erstaunten Augen auf das, was die Dosen in sich bergen. Sauber aufgereiht, um alte und neue Pappen gewickelte Wolle zum Stopfen von Pullovern in Grün-, in Violett-, in Tintenblau-, in Creme- und Karamelltönen. Acht verschiedene Graustufen. So viel Graubedarf! Da ist auch eine kleine Schachtel aus rostroter Pappe, handgroß, vollgestopft mit sauber gerollten schmalen Leinenlitzen, einige haben einen munter gewellten Rand, wie man ihn an Blusenkragen setzen würde, andere sind mit rot gestickten Blättern verziert, mit Rauten und Zickzacklinien. Aufgerollte Bänder, mit hundertfach aufgesticktem Monogramm G. Sch., was meine Großmutter war, Gertrud Schmidt, die ich nicht kannte, weil sie starb, als ich zwei Jahre alt war; oder nur F., was mein Urgroßvater war, also als Kind, Franz nämlich, da wurde »F« in seine Hemden genäht. Eine Rombe mit Hakenkreuz, dem Emblem der Hitlerjugend, säuberlich abgetrennt, vermutlich besinnungslos, blind dem alten Motto gehorchend: »Wer weiß, ob man es noch mal brauchen kann!«

Den Deckel der Box schmückt ein Label mit dem Aufdruck »Haarschneidemaschine«, und man sieht eine griechisch gewandete Schönheit in Schrittstellung, linkes Bein vor, das rechte angewinkelt, hinter ihr geht ein Stern auf, und die rechte Hand weist nach vorne in Richtung dieser Strahlen, also in den Himmel, unserer aller Zukunft – hat was von Marianne, der französischen Schwester der Pallas Athene, sehr hübsch und kriegerisch.

Es finden sich im Stopfkorb außerdem noch Ledernadeln, Stricknadeln, Durchziehnadeln, Häkelnadeln. Eine kleine längliche Dose »Hühneraugen Lebewohl Pflaster«, in der eine Rasierklinge aufbewahrt wird. Weiches, fast weißes Garn zum Heften. Stilisierte flache Blüten aus Papier mit gewelltem Rand, um die feine Nylonfäden gewickelt sind, aus der längst vergangenen Ära, in der die Laufmaschen in den teuren Nylons aufgenommen wurden. Ein Zopf aus Garn, geflochten in den Farben Hellblau, Gelb und Rot, Weiß und Creme, Schwarz und Grün, aus dem man bei Bedarf einen Faden ziehen konnte. Dünner Gummifaden, zur Befestigung von rutschenden Kniestrümpfen, in den Farben Schwarz und Kobaltblau. Sterne aus gelber Pappe, um die Zwirn in den Farben Weiß und Schwarz gewickelt ist. Sterne für Zwirn, die aus hellblauen und orangefarbenem Plastik sind. Ein Zopf aus knallrotem Baumwollgarn, Restbestand aus meiner Schülertopflappenproduktion. Verfilzte Knäuel aus silbriger Mohairwolle, aus meiner abgebrochenen Bemühung, mir einen langen schmalen Pullover aus der *Brigitte* zu stricken.

Ein Triumph aber ist die Sammlung der Knöpfe im alten Stopfkorb. Es gibt Knöpfe in Dosen, in Tüten, klein und groß, in Schachteln, ich lasse sie durch die Hände fließen, versuche, mich zu erinnern. Die kleinen goldenen zu ihrem Blüschen mit den angeschnittenen Ärmeln. Die kleinen Zapfen zu dem rot-grauen Jäckchenkleid. Die platten weißen zum Leinenkleid mit den breiten Farbstreifen, das sie auf dem Picknick trug. Die kleinen roten Pfeile auf dem Baby-Jäckchen. Der mildgrüne Plastikknopf, von dem US-Militärmantel, den ich von meiner ersten Amerikareise zurückbrachte, für zehn Dollar aus dem Army Store, der heute in meinem Keller als Gartenmantel hängt – minus einem Knopf, der hier immer bei ihr war und auf mich wartete.

Ich erinnere mich an eine Szene, es war in dieser Teenie-Zeit, in der alles so raste, ein Fest, eine Party der anderen folgte, ich wollte gerade los, da bemerkte ich, es fehlte ein Knopf, und ich rief nach ihr, ob sie bitte, bitte, bitte Mama, schnell diesen Knopf annähen konnte. Klar. Kein Thema. Ich sah sie im Wohnzimmer sitzen, an diesem Korb, und die Finger durch die Kollektion der Knöpfe streifen und erinnere bis heute das sich unerwartet einstellende Gefühl absoluter Geborgenheit. Ich dachte, was kann einem schon passieren, wenn man jemanden hat, der einem auf Zuruf sofort einen Knopf annäht?! Eine nähende Mama!

Es finden sich im Einzelnen folgende Knöpfe: Schwarz marmorierte Knöpfe, zitronengelbe Knöpfe, Knöpfe wie Softeis in Orange. Knöpfe wie schwarze Locken. Leinenüberzogene Knöpfe in Weiß auf einer leuchtend blauen Pappkarte mit dem Aufdruck *Royal Mail – Best Buttons – Made in England.* Weitere neun leinenüberzogene Knöpfe auf einer hellblauen Pappkarte *The Card of Buttons* von der Firma Buttons, ein Schriftzug, der schräg mit Arabesken geschmückt oben auf der Karte aufgedruckt ist. Druckknöpfe. Knöpfe aus gelbem Horn und aus Hornersatz, Knöpfe aus durchscheinendem Horn, die aussehen wie eklige verkommene Nägel. Schraffiertes Horn wie Nägel, die mit einer Reibe traktiert wurden, bis sie wie altersgequält quergerillt waren. Miniaturknöpfe, mit Satin bezogen, mit weißem Satin, gelbem Satin, mit erbsenfarbenem Satin, mit veilchenpastillenfarbenem Satin.

Goldene Ankerknöpfe. Kleine blaue Knöpfe (»für Jeanskleid«). Plastikankerknöpfe in Dunkelblau. Knöpfe mit Strass. Eine heftig verknotete Plastiktüte von Hertie mit einem weinroten Knopf, den runde Linien schmücken. Ein speckiger Karton von Kaufhof mit fünfzehn aufgeklebten Perlmuttknöpfen, Preis 50 Pfennig. Runde Knöpflein wie goldene Pillen. Knöpfe aus geflochtenem Leder. Ein grauer Knopf aus Blech. Ein schwarzer Knopf mit grauem Metallrand. Perlmuttknöpfe so groß wie ein Fünfmarkstück. Kleine Holzknobel. Ovale kompaktschwarze Knöpfe wie Halspastillen. Dunkelbraune Veloursknöpfe (»für Lederjacke«). Viereckige braune Knöpfe. Winzige sonnenblumengelbe Knöpfe. Knöpfe wie kleine Segelschiffe.

Ein runder großer Knopf wie Mandarine in Sahne. In einer Papiertüte versteckt sechs kleine Perlenknöpfe. Ein kleiner Knopf wie helle Pfefferminze. Ein Knopf mit grauer Wolle umhäkelt. Ein hellblaues Herzchen. Sieben kleine Rote-Pfeil-Knöpfe. Noch ein hellblaues Herzchen. Ein ganzes Säckchen mit perlmuttfarbenen Knöpfen zum befestigen eines Überziehlakens. Ein schillernd violetter Knopf. Ein graublauer Knopf (wie Militärtarnfarbe). Ein tief gedellter massiver brauner Hornknopf. Butterfarbene Petitessen. Ein winziger hellbrauner Knopf mit so etwas wie Rostspuren. Ein Glasknopf, glitzernd wie ein fingernagelgroßer Diamant. Eine Tüte mit dunklen Eisennieten. Zwei schwarze Knöpfe, klobig wie Lakritz.

Ich kann mich nicht erinnern, wann ich zuletzt einen Knopf angenäht habe. Vor einem Jahr? An meinen Mantel? Ich frage mich, wieso in unserem alten Leben Knöpfe offensichtlich die Neigung hatten, sich zu lösen, aber heute nicht mehr, in unserem neuen Leben. Ich versuche mir vorzustellen, wie viele Jahre, wie viele Generationen es dauern würde, die Knöpfe, die meine Mutter gesammelt hat, standesgemäß unterzubringen, irgendwo anzunähen, an schönen Kleidern wie jenen, von denen sie stammen, die Menschen gehörten, die so lange schon weg sind, begraben, deren Namen meine Kinder nicht mehr kennen und ich oft auch nicht. Gefühl des Schwindels.

GOLDRAND

Kleine Teller, große Teller. Flache Teller, Suppenteller. Schüsseln als Viereck, Schüsseln in Rund, Saucieren, deren lang gezogene Silhouette sich schwungvoll wie die Elbphilharmonie aus einem schmal gezogenen Untersatz aufschwang. Alle aus weißem Porzellan. Ihnen allen ist der gewellte Rand zu eigen, den ein Goldband schmückt. Der Goldrand ist an einigen Stellen abgenutzt, als hätte die Zeit immer wieder und wieder und dann ein paarmal zu oft darübergewischt. Aber die Erinnerung an dieses Geschirr ist frisch wie eh und je.

Nun stand ich also voller Andacht vor den Stapeln dessen, was wir »das Goldrand« nannten. »Das Goldrand« war übrigens nur der Seitenzweig von etwas, was meine Mutter nie ohne eine Prise von Ehrfurcht als »das echte Goldrand« bezeichnete. Dieses war ausgelegt auf zwölf Personen und steht jetzt ebenfalls ausgebreitet auf dem grauen Chippendale Esszimmertisch, falsches Chippendale, wie die Entrümplerin resolut sagen wird. »Das echte Goldrand« unterscheidet sich von »das Goldrand« durch einen sanften Vanilleton des Porzellans sowie dadurch, dass der Goldrand nicht etwas verwischtes Glänzendes ist, beim »echten Goldrand« ist dieser breit und matt, als hätte ihn jemand gerade erst aufgetragen, mit einem Pinsel hingetupft, der Goldrand, der die herrliche weitbauchige Teekanne umfasst, er wirkt wie ein kostbares Gitterwerk.

Dies war unser Feiertagsgeschirr gewesen, es kam bei der Heiligen Kommunion zum Einsatz, auf roséfarbener Damastdecke, die meine Mutter mit Streublümchen bestickt hatte, darauf standen die Gestecke der Tulpen und Anemonen, deren Stängel Mama mit Todesverachtung in grünes Plastikmoos gerammt hatte (»Hält wie Beton!«). Drum herum saßen die Onkel und Tanten mit ihren Töchtern und Söhnen. Die Frauen trugen schwarze Kleider zu ernsten bleichen Mienen, Onkel Hans trug unter der zarten Stirn diesen Stahleinsatz, der sich schwach abzeichnete. Da hatte ihn ein Granatsplitter gerammt, wo oder unter welchen Umständen, darüber wurde nicht geredet, die Kriegsgeschichten hatten sich längst in Splitter launiger oder romantischer Abenteuerstorys transformiert. Wie Onkel Hans in Jugoslawien Tante Agnes traf, so in der Art.

Ab und zu durften wir mit den Fingern über die Ränder der Stahlplatte fahren, ich fand immer, sie fühlte sich eisekalt an, wahrscheinlich eine Sinnestäuschung. Wie Onkel Hans schwer verwundet wurde oder wo genau Papas Nase in Russland einfror, weshalb sie noch Jahrzehnte nach Kriegsende dazu neigte, kleine Eiterpusteln einzulagern, vorne an der Kuppe, man wusste es nicht. Es interessierte auch nicht, schien jedenfalls nicht halb so cool wie eine Stahlplatte in der Stirn von Onkel Hans, die man berühren konnte.

Meine Cousine trägt auf diesen Bildern ein von uns Kindern neidvoll bewundertes graugrünes Kleidchen mit eisfarbenen Fellstückchen, mit denen die Taschen vorne auf dem Rock sowie das runde Krägelchen abgesetzt waren, wie man es erst Jahrzehnte später wieder bei den Haute-Couture-Shows in London oder Paris sehen sollte. Natürlich war es damals nur Kaninchen, was noch nichts Schlimmes war, ich trug ja auch mit Stolz meine knöchelhohen Winterstiefel mit Seehundfell-Einsatz vorne auf der Lasche. Ich hatte noch nie etwas von blutiger Seehundjagd gehört, wie auch, es gab ja noch kein Fernsehen, Fernsehen war erst zugelassen, als ich schon sechzehn war, und eine Tageszeitung hatten wir auch nicht, es wurde ja gespart. Ich kann mich auch nicht erinnern, dass das Hören von Nachrichten zum Verhaltensrepertoire gehörte, und wenn doch etwas durchdrang, murmelte todsicher einer der Erwachsenen: »Politik! Ein schmutziges Geschäft!« Das immerhin hatten sie gelernt.

In den tiefen Tellern des »echten Goldrand« schwamm bei den Familienfeiern also die goldfarbene Brühe mit fluffigem Eierstich, den wir Kinder schon anrühren konnten, als wir noch auf der Fußbank standen, um helfen zu können. Als Mädchen wurde man früh in Nützliches eingewiesen. Wir rührten also mit Leidenschaft die Eier, bisschen Sahne, etwas Muskatnuss, feinstgehackte Petersilie, und jetzt schaukelte der Eierstich in klein gehackten Bröckchen in der guten Brühe zwischen den Buchstabennudeln in diesen hübschen Goldrandsuppentellern. Oma und Opa ragen auf diesen Fotos am oberen Ende der Tafel auf wie düstere Felsen. Von ihnen hatte meine Mutter einst »das Goldrand« übernommen, es kam allerdings so gut wie nie zum Einsatz, also nur, wenn »das echte Goldrand«, das meine Mutter sich zur Aussteuer gewünscht hatte, mit seinen zwölf Gedecken nicht ausreichte. Nur dann wurde das alte schäbige Goldrand diskret daruntergemischt.

Warum wohl haben alle diese absolut ernsten Mienen? Liegt es daran, dass es noch nicht die Zeit war, da hochgereckte Kinne und entblößte Zähne gute Laune und immerwährendes Glück suggerieren mussten? Oder zeigt dies Foto jene Feier, auf der Oma und Opa einmal Zeugen einer ehelichen Auseinandersetzung waren, sodass Opa, der einfache Dachdecker, schließlich in Richtung seines akademischen Schwiegersohns trocken sagte: »Na, wenn du sie denn gar nicht gebrauchen kannst, nehmen wir sie wieder mit!«

Auf den flachen Tellern lag jedenfalls ungerührt ob feindseliger familiärer Schwingungen der feine Schweinebraten mit Salzkartoffeln und Soße, Erbsen neben Möhrchen. Nachtisch: Welfenspeise, wie immer zu hohen Gelegenheiten, eine nach Zitrone duftende Erinnerung meiner Mutter an ihre Jugend in Hannover, in der sie als kleines Mädchen in den Ruinen des alten Schlosses gespielt hatte, aus dem das ganze englische Königshaus abstammte, und wohl davon geträumt hatte, selber Prinzessin zu werden, ein Weg, der bis zur Sachbearbeiterin in einer Versicherungsgesellschaft gemündet war sowie in die Ehe mit meinem Vater. Bei mir führte es in meinen Kinderjahren dazu, dass ich mir in meinen Tagträumen während des ewigen Mittagsschlafs ausmalte, wie endlich entdeckt werden würde, dass meine Familie zu einem verschollenen Familienzweig der Queen gehörte – gab es nicht eine unerhörte Ähnlichkeit, lange Pferdegesichter, schmale Nasen?

Das schlichte Goldrand war für Oma und Opa ein Ausweis von Wohlstand gewesen. Es gab kleine Goldrandteller von Oma und Opa, die vor der Armut in die Stadt geflüchtet waren und dann also Goldrand besaßen, das ihre Tochter, die Frau des Herrn Doktor, nur herausholte, wenn ihr echtes Goldrand nicht reichte. Das alte Goldrand verriet jetzt eine ärmliche Abstammung und sollte seine Scham verbergen. Ob es mitbekommen hatte, dass das echte Goldrand-Tafelgeschirr irgendwann sogar durch ein neues Tee- und Kaffeegeschirr mit echtem Goldrand aufgestockt wurde? Damit alles so hübsch zueinanderpasste? Hatte das alte Goldrand höhnisch geklirrt, als der ganze Goldrandkram später zugunsten von Meissen abserviert wurde? Meissen »Blaue Blume«, ausgelegt für zwölf, ein Geschenk meiner Mutter an sich selbst, da war sie schon in den Siebzigern. Was heißt hier abserviert, es wurde nach hinten weggeräumt, Motto: Man weiß ja nie.

Und so kam es, dem Zeitgeist oder dem Geschmack der Nachbarn und Freunde folgend, dass immer mehr angeschafft worden war, aber nie etwas abgeschafft, sodass ich nun vor diesen Tellerbergen stand. Suppenteller für achtzehn Leute, flache Teller. Kleine Teller, dazu die sogenannten größeren kleinen Teller, ach, nur zwölf. Die vanillegetönte Teekanne mit dem daumenbreiten Goldrand. Die Teetassen dazu mit den arabesken Schnörkelhenkeln, die schlecht in der Hand lagen, aber die Schalen so flach, dass man darin, wie meine Mutter immer wieder stolz anmerkte, auch sehr gut kostbare goldfarbene Bouillon servieren konnte oder ihre wunderbare Schildkrötensuppe, auch noch nicht geächtet. Entsorgen?

Also nö. Mein eigenes Geschirr, das ich als Protest gegen den üppigen Lebensstil meiner Mutter, also ideologisch verhärtet, stets in einem Schlussverkauf zusammengekauft hatte, schlichtestes Weiß, fing ja gerade an, weniger nach Askese denn schäbbig auszusehen, warum also nicht umsteigen auf Goldrand? Einpacken, mitnehmen. Man muss berichten, dass das einfache Goldrand später in ein kleines Ferienhaus verschleppt wurde, ein uraltes Gehäuse, etwa so feucht wie der Schuppen, aus dem Opa wohl stammte, ganz authentisch und intensiv nach modrigem Lehmputz riechend, also dafür war doch dieses abgestoßene Zeug gerade gut genug.

Es kamen später Gäste, die unser authentisches Häuschen für ihren Urlaub mieteten, die sich über das abgestoßene Goldrand mokierten. Sie erwarteten für ihr Geld Besseres als dünn gespülten Goldrand. So wurde das Goldrand wieder einmal aussortiert. Ich kaufte wieder einmal weißes Geschirr der schlichtesten Sorte, wo, bei Ikea natürlich, das Goldrand landete wieder auf dem Speicher. Wohin damit?

Ich bat die Kinder, die Kinder winkten ab. Goldrand! Ich entschuldigte mich und bat eine Frau im Dorf, die ihre Wochenenden auf Flohmärkten verbrachte, ob sie sich, also eventuell, auf eigenen Verdienst vorstellen könne, das Goldrand zu verhökern. Ich erzählte den Kindern, ich würde jetzt das Goldrand weitergeben, und ein Kind schrie auf, als hätte ich es geschlagen: »Du verscherbelst unsere Kindheit?!«

Einige Jahre vergingen, der Staub auf dem Geschirr gewann pelzartige Qualität. Bis eines der Kinder anrief und sagte: »Sag mal, haben wir nicht noch Goldrand?« Die WG, zeigte sich, hatte dringenden Geschirrbedarf. Es müsse ja nichts Gutes sein, Goldrand, wiewohl abgeschabt, sei gut genug, es war ja eine linke WG. Freudige Übergabe von Goldrand.

Wenig später eine Einladung bei Bekannten in München, wo man ja immer die Nase im Wind hat. Tolles Loft, abgeschubberter Betonfußboden, aus dem Ofen kam der Braten – und wurde auf Goldrand serviert. Dazu Kartöffelchen in Soße. Gebannt starrte ich auf meinen Teller, ich sagte: »Echt jetzt, Goldrand?« Der Gastgeber nickte: »In München ist Goldrand total angesagt.«

Auch das Meissen hat übrigens aufgeschlossen. Die Anschaffung des Meissen durch meine Mutter in dieser letzten Phase ihres Lebens war bei ihren Kindern nicht auf Begeisterung gestoßen. Schon weil man nun bei Besuchen vor Meissen Platz nehmen musste. Also die Erwachsenen. Zwischen den Erwachsenen saßen dann die Kleinen, wir vor Meissen, sie wie kleine Tiere vor Plastiksets und darauf das abgeschubberte alte Küchengeschirr. Kaum traute man sich, eine Meissen-Tasse zum Mund zu führen. Wäre es bei dieser Preislage – satte 600 plus pro Gedeck – nicht ratsam gewesen, das Porzellan einfach im Schrank zu lassen, als schöne, wiewohl fragile Geldanlage?

Einmal war ich zu Gast bei einer estnischen Bauersfamilie. Drei Generationen schliefen in einem Zimmer, die Großmutter mit den beiden Mädchen auf dem Sofa, tagsüber waren die Decken neben diesem Sofa gestapelt und müffelten aus. Der Geruchspegel war insgesamt nichts, was in unserer Welt der Duschen und Deos üblich war, es gab hier keine Dusche, nur einmal in der Woche Sauna für alle. Einen handtellergroßen Schwamm für alle. Es gab auch keinen Kühlschrank für Milch und Fleisch, wer das Haus betrat, watete durch eine Wolke von Fleischgeruch, weil Fleisch im Flur gelagert wurde. Aber es gab eine Vitrine mit nicht weniger als sieben elaborierten Tee-Geschirren, sehr viel Gold auf nachtblauem Grund und so weiter. Der Stolz der Familie. Ihr Schatz! Nie hätten sie es zum Einsatz gebracht, es war Geld in Porzellan verdichtet, so wie das Meissen bei Mutter, Typ Delft, für zwölf.

Bei näherer Betrachtung zwecks Weiterverkauf erwies sich das Meissen übrigens als unerwartet wundervoll. Wie hochnäsig ich doch gewesen war. Wie schön sie das ausgesucht hatte! Jedes Blatt einer Tulpenblüte schlängelte sich voller Anmut um sich selbst. Es gab Tulpen und Rosenblüten, Narzissen und Margeriten. Geäst verzweigte sich, garniert mit runden Früchten. Jede Tasse hatte einen beherrscht geschwungenen Rand sowie einen Henkel, der wie mit kleinen Pfötchen an der Tasse aufsetzt und sich dort festzuhalten scheint. Die Zuckerdose umschwirrt von Schmetterlingen und anderen Insekten, auf ihrem Deckel ruhte eine Rosenknospenskulptur, sie diente als Griff. Zusammen mit dem Milchkrug war sie in einer kleinen Schale deponiert, deren Rand wie Spitze gewirkt war, durchbrochen mit einem Muster aus Porzellan.

Ich beschloss, hart zu bleiben. Ich hatte mein Leben ohne Meissen sehr gut über die Bühne gebracht, ich würde den Teufel tun, mich mit Meissen zu belasten. Aufseufzender Entschluss, die Antiquare zu kontaktieren. Die Antiquare lachten sich weg. Meissen! Entschuldigen Sie, sagten sie, Meissen ist ein Witz. Haben Sie schon mal bei Ebay geguckt? Ich tat es und sah: Egal ob Dekor Weinlaub, Rote Rose oder Gelbe Rose, selbst die berühmten Streublümchen, ja, sogar das klassische Zwiebelmuster – Ladenhüter, »unverkäuflich, meine Dame!«.

Ich kann keinem empfehlen, sich bei Ebay einzuloggen, der einen Weg sucht, Meissen zu entsorgen. Die Antiquarin bot aber an, sie könne mal gucken, was es denn sonst noch gäbe in den Schränken meiner Mutter. Sie baute sich auf vor dem Mokka-Gedeck, das Mama aus Limoges mitgebracht hatte, eine historische Kostbarkeit aus hauchdünnem Porzellan, Tässchen, auf denen sich hellgrüne Lianen erhaben schlängelten, die mauvefarbene Blütenkelche trugen. Die Henkel waren geformt wie zarte Äste in der Farbe Gold. Die Entrümplerin checkte auch sofort die beiden Espressotässchen von Rosenthal, ca. 1930, cremefarbener Fond, darauf dunkel gerandete dunkelgraue Blättchen, unter denen Miniaturtrauben in Bleu beziehungsweise Orange baumelten, von denen meine Mutter stets gesagt hatte, sie seien mit der Aussteuer ihrer Mutter zu ihnen gekommen. Noch von Oma!

Sie warf ihre Augen auf die Sammeltassen, Explosionen in Kitsch, viel Gold als Girlande oder im Spitzenmuster, darin die süßlichen Blumensträuße, Rose und Rose und noch mal Rose. *Do they spark joy?*, wie es heute heißt? Antwort: Ja ja ja ja. Das tun sie, verdammt noch mal. Alles entzückend, auch die beiden Krüglein aus weißem Glas mit ihren goldverzierten Stöpseln – einer für Öl, einer für Essig. Ich lasse die Fingerkuppen über die Ketten aus weißen Punkten streichen, die wie winzige Perlen den Bauch der Krüge umzirkeln, dazu dieser Kranz aus graugrünen Ranken mit ihren Blütenständen in orangigem Braun. Wie viel Selbstbewusstsein braucht es, das zu »entsorgen«?

Ich betrachte die Zartheiten aus Limoges, die Schalen aus Rosenthal und ertappe mich bei dem Gedanken, dass all dieses, würde der blöde Vulkan jenseits des Rheins, der seit dem Oligozän, also seit etwa 30 Millionen Jahren, ein Nickerchen hält, würde er wider alle Erwartung einmal wieder aktiv werden und seine Asche über alles hier verstreuen, und dieser ganze verdammte Vorort mit seiner Wohnkultur des höheren Beamtentums der alten Bundeshauptstadt und ich auch würden von der Asche begraben, von mir wäre dann, ein paar Jahrhunderte später, wie einst von den Bewohnern Pompejis, nur eine kleine ausgebeulte Leerstelle im Tuff übrig – aber diese Limogestässchen, die alten Glaskrüge würden entdeckt und bewundert werden, spätere Generationen würden sie womöglich in ihrem Museum ausstellen.

Der italienische Fotokünstler Franco Vimercati (1940–2001) hat in einem zehn Jahre dauernden Prozess eine einzige Schale, eine klassische alte Löwenkopfschale, immer wieder und noch einmal und dann aus einem anderen Winkel oder in einem anderen Licht fotografiert: Hier sieht man einen Sprung, dort eine Verfärbung in der Glasur, eine kleine Delle, eine abgestoßene Stelle, es ist eine fotografische Meditation über Zeit und Stille.

Diese Bilder waren zuletzt in der Dresdner Residenz ausgestellt, vor der Wand mit den Fotos zog sich ein 55 Meter langer Tisch dahin, auf dem 99 verschiedene andere Schalen der Betrachtung harrten. Der Münchner Philosoph Wolfgang Scheppe hatte sie zusammengetragen, aus sechs Jahrhunderten und allen Kontinenten; hier ein Fundstück aus dem Ägypten der Pharaos, die Essenschale eines Arbeiters aus dem

Umkreis der Pyramiden, dort eine chinesische Reisschale, insgesamt eine Schulung zur Kostbarkeit der einfachen Dinge des Lebens.

Ich sage der Entrümplerin, dass ich das Meissen behalte und auch die Rosenthal-Tässchen, und sie sagt patzig, am besten würde sowieso das Alltagsporzellan aus der Küche weggehen, sogar das verfärbte.

Das Meissen steht heute, ein Jahrzehnt nach dem Tod meiner Mutter, in einem Schrank, den sie glücklicherweise ebenfalls hinterließ. Da stehen auch die beiden Tässchen, das Limoges sowie die Krüge. In diesen zehn Jahren habe ich das Meissen dreimal benutzt und die Krüge noch nie, aber wer weiß, vielleicht geht es wie beim Goldrand, plötzlich ruft jemand an und braucht es.

DAS GUTE KRISTALL

Polieren. Funkeln. Bewundern. Das Verhältnis zwischen Kristall und Hausfrau ist ein enges und unterliegt einer präzisen Taktung. Ich sehe mich noch, wie ich mit meinen Schülerinnen-Fingern versuche, die tief liegende Kuhle zu erreichen, mit der ein Sektkelch auf seinem Stiel aufsitzt. Wuscheln, flinke Drehbewegung, Finger rausziehen, das Glas hochhalten, gegen das Licht drehen. Aaaaah!

Der Glanz fiel auf einen zurück. Nicht jeder hatte ja Kristall. Früher Stolz des Kindes auf die Familie, die gutes Kristall im Schrank stehen hatte, also anders als die ein oder andere Schulfreundin für sich in Anspruch nehmen konnte, was also nichts anderes war als eine früh anerzogene Überheblichkeit, aber so weit dachte man damals noch nicht. Kristall war der zwinkernde Beweis dafür, dass doch nicht alles zu Bruch gegangen war, in der Hitler-Zeit. Im Funkeln des Kristalls zeigte sich, dass von der Düsternis der vorangegangenen Jahre nichts mehr da war, alles transparent, ohne die geringste Spur von – was noch mal?

Im Schrank fand ich die alten Sektgläser, die also das große Scheppern überstanden hatten, es waren einfach gehaltene Tüten aus mundgeblasenem Glas auf grazilen Stielen, sie waren ein bisschen uneben, es gab Lufteinschlüsse, sie wirkten ziemlich vintage, schon damals, als ich Kind war. Jetzt standen sie wie die einfachen Verwandten verlegen herum, neben der Kollektion der Kristallgläser, die Oma und Opa ihrer Tochter mit in die Ehe gegeben hatten. Die Stiele dieser Aussteuerware waren in gerade hochlaufende schmale Flächen geschliffen, auf ihnen entfaltete sich in einer Bewegung, die nach oben eine elegante Rundung annahm, der Körper des Glases, und entlang dieser sich öffnenden Bewegung waren ebenfalls schmale Fugen eingraviert, alles so anmutig, was den Geschmack meiner Mutter verrät.

Es gab aus dieser Kristalllinie Sektkelche, Rotweingläser, Weißweingläser, Cognac-Schwenker, je sechs. Bei Bedarf, wenn mehr als sechs Leute um die Sektflasche standen, wurden die einfachen Gläser von der Reservebank geholt. Ein Verhältnis, das meiner Mutter, die dann die Nachbarn in ihrem weitläufigen Wohnzimmer empfing, wo man mit Blick auf die gepflegte Gartenlandschaft draußen anstieß, ungenügend erschien. Eines Tages verkündete sie, eine neue Lage Sektgläser angeschafft zu haben, wirklich wunderbares schweres Kristall, also zwölf.

Schwer in der Tat. Es waren Pokale, diese neuen Gläser, das Kristall erschien daumendick, die darin versenkten Muster wirkten wie tiefe Schnittverletzungen. Sie lagen auch schwer in der Hand, es war, als fühlte man an diesem Gewicht, wie viel Wohlstand sich doch angesammelt hatte über die Jahre und sich gar nicht hatte verausgaben können in den Teppichen und Reisen, den Pelzen, dem Meissen, als wäre das Überschäumende dieses Wohlstands, komprimiert im Gewicht der Gläser, von denen es auch bald Weingläser gab, Weißwein und Rotwein, alles aus einem Guss. Und nicht zu vergessen – Wassergläser, man wolle ja, hatte sie gesagt, keine alten Wassergläser auf dem Tisch stehen haben. Neben dem tollen Kristall.

Die einfachen Gläser blieben jetzt also in der Küche, sie waren wirklich sehr einfach, andererseits auch die einzigen, die zur täglichen Verwendung aus ihrem Schrank durften. Auf der Festtagsebene passte indes alles zusammen, Gläser, die kleine Kompottschüssel aus mit Blumen verziertem Kristall, schwere Kristallplatten für Gebäck.

Das neue Kristall fand sich übrigens nicht im Glasschrank neben seinen Vorgängern, es war für sie ein eigenes handgezimmertes Regal mit Glastüren angeschafft worden. Eine neue zweite Vitrine! Selbst in einem großen Haus kann der Platz ausgehen, zumal es ja neben den alten und den neuen und den ganz neuen Sektgläsern noch andere Gläser gab – die hauchdünnen Karoschliffkelche für Sherry, ein Muster, das in einer Sechser-Batterie von hohen runden, wiewohl ebenfalls hauchdünnen Biergläsern wieder auftauchte, dann die hochstieligen mit eingravierten Blumen geschmückten Südweingläser, zwei verschiedene Modelle à sechs Stück, zusätzlich die sechs kompakten Schnapsklötzchen, aus der Heavy-Weight-Liga des Kristalls, sie wären auch als Verteidigungsgeschosse nach schweren Gelagen verwendbar gewesen, aber so weit war es ja nie gekommen. Am ehesten noch waren die Sektgläser zum Einsatz gekommen, nachdem meine Mutter entdeckt hatte, wie gut Sekt gegen Bluthochdruck wirkt, selbst wenn man allein abends vor dem Fernseher schon fast einschläft.

Man stand jetzt ein wenig sprachlos vor dieser kristallinen Üppigkeit. Siebzig, achtzig, neunzig Gläser. Eine Herausforderung, gerade für die neue Generation, stellten wir doch unsere Weltläufigkeit dadurch unter Beweis, dass wir unseren Wein, rot oder weiß, wahlweise Wasser aus den französischen Bistro-Gläsern, Modell Picardie, schlürften. Möglich, dass diejenigen, die sich zu Weinkennern gemausert hatten, ihre kostbaren Tropfen in den kleinen Degustationsgläsern der Profis servieren, schon ab 2,60 Euro zu haben, Betonung auf *casual*. Das wirkte auf jeden Fall anspruchslos, ist aber eine knallharte Styling-Ansage, die sich niemand durch protzige Kristallschliffgläser zerdeppern lassen will.

In solchen Augenblicken kann man froh sein, dass Deutschland ein Einwanderungsland ist. Ich wurde belehrt, Türken, vor allem aber auch Russen, hätten ein echtes Faible für schweres Kristall. Ja, auch die kaum anzuhebende bernsteinfarbene Schale aus Muranoglas käme für diese Klientel infrage. Das klang tröstlich, bis ich einen Schrank im Keller öffnete und dort auf ein drittes Glaslager stieß.

Pressglasschalen, die auf drei kleinen Beinchen balancierten. Runde Silbertabletts, also Metall mit Politur, mit kleinen Rostspuren und darauf vier Segmente, angeordnet wie Blütenblätter, die an den Schmalseiten sich mittig zusammenführen. Für Gürkchen und Waldorfsalat. Kleine Töpfe aus Glas mit Metalldeckeln, für Marmelade. Hohe Krüge mit Schliff und Zinndeckel, für Bier. Pressglasschälchen, die zu der Pressglasschale passten. Vage Erinnerungen stiegen auf, von Besuchen bei Oma und Opa, auf diesem Metalltablett war Heringssalat serviert worden. In der Schale auf den drei Beinchen schwammen einmal Pfirsichhälften aus der Dose.

Es stimmte mich geradezu ausgelassen, dass meine Mutter, die sich mit so was nie hätte erwischen lassen, es doch nicht fertiggebracht hatte, diese Dinge nach dem Tod ihrer Eltern zu entsorgen, dass sie alles mitgeschleppt hatte aus dem fernen Hannover in ihr eigenes Heim, so wie ich es nun auch tun würde, wenigstens mit den einfachen Sektkelchen, den ersten, die ich in meiner Kindheit gesehen hatte, aus denen ich den ersten Schluck Schampus nahm.

DING-EKEL

Wenn man umzieht oder ein Haus räumt, droht immer die Gefahr, sich mit Ding-Ekel zu infizieren. Man steht vor all diesen Dingen, die sich uns in den Jahren angelagert haben, und ist überwältigt. Klar. All diese Dinge, die man jetzt vielleicht nicht mehr braucht, und doch sind sie da, nehmen unverschämterweise Raum ein, wieso dürfen die das? Gebrauchswert womöglich gegen null, was tun sie hier noch? Wo man schon fleißige menschliche Arbeitnehmer als Altlasten entsorgt?

Ich frage mich manchmal, warum die Menschen mit einer solchen Selbstzufriedenheit davon erzählen, wie sie sich der Dinge entledigt haben, mit denen sie viele Jahre ihres Lebens verbrachten. Wie eifernd sie über sie reden, wie sie ihnen lästig sind, die Dinge. Wie viele herumliegen, bei ihnen oder den toten Eltern, und welch ein Triumph, wenn sie endlich weg sind, also weg, weg, nur weg! Was haben ihnen die Dinge getan? Woher das große Unbehagen? Oder geht es gar nicht um die Dinge, sondern um das, was sich in ihnen verdichtet hat? Von uns? Möchte man das entsorgen?

Ding-Ekel ist heute jedenfalls cool. Ding-Ekel wird auf Youtube und Netflix zelebriert, ja sorgsam eingeübt, es finden schwarze Messen der »Entmüllung«

statt, der Zauber soll wirken wie ein Concealer für unerwünschte Hautflecken, damit wir wieder ein neues Leben anfangen können, mit lupenreinem Babyteint. Trainiert wird mit Eifer, wie Dinge, die wir gerade noch so wunderbar, erstrebenswert, nützlich empfunden hatten, nun mit Härte abgeschoben werden können. Sie brauchen dazu ein neues »Framing«, diese Dinge, damit man sich löst, weshalb das Wort »Ballast« unablässig wiederholt, ja beschworen wird, auch von »Druck« ist viel die Rede, immer wieder gern von »Müll«.

»Weg damit« steht über einem Artikel in der *Süddeutschen Zeitung*, in dem ein Autor über die Zumutung des zu erwartenden Erbes von seinen tatsächlich noch lebenden Eltern schreibt. »Ich bin gerade mit dem geistigen Auge durchs Elternhaus gegangen und habe überlegt, was uns da irgendwann alles hinterlassen wird«, schreibt er. »Trotzdem bringt man es schwer übers Herz, den Älteren zu sagen, dass man sich gerne ein paar Bilder, Schalen, Löffel herauspickt, der Rest aber, nach einer langen Beziehung, vermutlich entrümpelt wird«, heißt es zum Schluss.

Man kann dieses »Weg!« als Tinderisierung des Generationenverhältnisses betrachten. Gucken, wisch und weg. Gefällt nicht. Raus. Alle Erwägungen, die noch vor einer Generation zum Behalten, Behüten, Aufbewahren geführt haben, der umsichtigen Absicherung der nächsten Generation, als Erbe von Stilempfinden, Sicherheit, Erinnerung, gelten nun als

Ausflüchte oder Symptom eines liederlichen Charakters, der durch »Nicht-Loslassen« definiert wird.

Nicht ganz zu Unrecht. Entspricht es nicht der Systemlogik der schönen Konsumwelt: Wer an etwas festhält, braucht kaum etwas Neues. Schon kommt das Flottieren von Gütern und Menschen zum knirschenden Halt. Es lebe das Subjekt, das gerade noch keck konsumiert hat und sofort wegwirft, wenn sich was Schöneres bietet, sei es eine neue Coffeemaschine, ein Partner, ein Job, weil der globale Kapitalismus gerade anderswo Bedarf hat an flexiblen Subjekten. Die Wegwischmethode hat längst das Milieu der Smartphones verlassen und ist, so die Kritikerin Marie Schmidt, zum Charaktermoment der modernen Subjekte geworden – »mehr als durch das, was sie wollen, zeigen sich Subjekte heute souverän, indem sie aussortieren, wegwerfen, nach links wischen«.

Es ist so leicht, sich in Ding-Ekel hineinzusteigern. Es reicht, einmal durch Woolworth zu schlendern, um Ding-Ekel zu empfinden, oder bei Tik Tak durch die Tür zu gehen. Die Plastikenten, die Plastikmolche, die Plastikhandyschoner, die wie Plastikbären aussehen; die Plastikkisten, die wie Holzkisten aussehen und deshalb schon eingearbeitete Spuren von Plastikholzabnutzung zeigen, so wie sich in den Produkten die Sollbruchstellen verstecken, die sicherstellen, dass die Dinge nicht ewig verweilen. Knacks und aus die Maus. Weg damit. So wird verhindert, dass sie sich in unserem Leben einnisten, diese Dinge, dass sie die Spuren unseres Lebens in sich aufnehmen und uns so spiegeln, und wenn es zu Ende geht, den Nachfolgenden von uns erzählen.

Im Ding-Ekel meldet sich vielleicht auch ein peinlich unterdrücktes Unbehagen darüber, was es bedeutet hat, diese Dinge herzustellen, die Kosten für die Landschaften dieser Welt, Flüsse und Seen, für die Menschen, die für unser Schnäppchen malochen in Fabriken in Indien oder Afrika, die schlimmer aussehen als unsere Gefängnisse. Der Fallout dieser Verhältnisse verdichtet sich in Fotos von den Müllhalden dieser Welt, etwa in Afrika, wo arme Typen unseren Luxus-Schrott abfackeln, die Smartphones oder die gerade noch neue Soundbox.

Mit bösem Blick schaut César Rendueles in seinem Buch *Kanaillen-Kapitalismus* auf das, was er einen »gigantischen Schrottplatz« nennt, wo sich alles Gekaufte und Weggeworfene zu einer monströsen Müllhalde türmt, er zitiert Isaac Rosa mit einer Litanei über Müll: »die zerkloppten Selbstbaumöbel aus Pressspan, deren Zeit abgelaufen ist und die neuen Möbeln Platz machen müssten, die ebenfalls aus Pressspan und zum Selbstzusammenbauen, aber teurer waren; dort die Haushaltsgeräte, Fernseher, Computer und Telefone, die der geplanten Obsolenz zum Opfer gefallen sind oder durch neue Bedürfnisse verdrängt wurden; Berge von vorzeitig aus der Mode gekommenen, alten, langweiligen, in Container gestopften Klamotten, die nun zu Rentnern nach Afrika geschafft werden sollen; es gibt Reste von Fertiggerichten, von Mahlzeiten aus Restaurants, wo ein

Abendessen einen halben Mindestlohn oder mehr kostet, aber einmal im Leben sollten wir uns alle so etwas leisten; Flaschen internationaler Biermarken, auf einer Website hoch bewertete Weine, Gläser mit Resten exotischer Gins und Import-Tonics, mit Gurkenscheiben und geschmolzenen Gletschereiswürfeln; vergilbte Eintrittskarten für Multiplexkinos, Theater, Konzerte, Ausstellungen, Musicals, Zirkusse, Vergnügungsparks; Geschenke der besonderen Art ...«

Dieser Ding-Hölle entspricht die Sehnsucht nach einem Jenseits, einer dingbefreiten himmlischen Existenz. Im Fernsehen laufen Filme, die das Leben von Familien dokumentieren, die in Kleinsthäuser gezogen sind. Fünfzig Quadratmeter für *fünf* Leute, Mama und Papa und drei Kinder. Für diejenigen, die den Krieg knapp überlebten, wäre es eine Notunterkunft gewesen, jetzt ist davon die Rede, dass in der Reduktion »andere Dinge möglich werden«. Welche Dinge? Zeit für die Kinder haben. Spielen statt malochen. Freunde besuchen. Ein Spießer, der allen Ernstes nachfragt, ob noch ein Fieberthermometer ins Haus passt, falls ein Kind mal krank wird, oder ob es nicht auch mal schön ist, ein altes Seidentuch von Opa für den schmerzenden Hals zu haben; und wer wohl zahlt, wenn einer krank wird? Na, vermutlich der Spießer. Der Rest gehört Marie Kondo, der multimedial vermarkteten Queen der Entmüllung.

Marie Kondo hat vorsichtshalber ein Gesicht ohne jede Gebrauchsspur oder Verfallsdatum. Ihre Silhouette schmal wie die eines Kindes, keinerlei Ausbeulung, wie sie die Jahre so gern hinterlassen. Dazu passt diese ansatzlose aufschäumende Begeisterung, wie sie für Teenies typisch ist. Wenn Marie Kondo eine Wohnung betritt, die typischerweise bis zur Decke vermüllt ist, schreit sie: *»I love clutter!«*

Da ist ein Hauch von Perversion. Wagt man kaum zu sagen bei dieser seidig polierten Oberfläche von Marie Kondo, die ihr Geschäftsmodell so fantastisch verkörpert, als wäre sie als Werbeprodukt ihrer Firma entwickelt worden. Auch darin ist sie ein Kind der Zeit, in der sich ein jeder zum Abbild seines Marktwerts macht. Wie für Sekten typisch werden neue Schäflein ekstatisch begrüßt, anschließendes gemeinsames Niederknien und Bußetun, wie man es aus alten Filmen kennt, die religiöse Eiferer bei beklemmenden Ritualen zeigen.

Die Visitation der heiligen Marie K. soll eine häusliche Hölle in einen aufgeräumten Himmel verwandeln, durch den Zauber eines einzigen, eines winzigen Wortes: *joy*! Dinge, die kein *joy* triggern – raus. *Joy, eine Aufwallung von Freude,* die als Blitzeinschlag der Erkenntnis kommen soll wie für religiöse Bekehrungen typisch – *I once was lost but now I'm found, amazing grace* – ich bin gerettet, lobet den Herrn! Es ist Voodoo für Konsumirre. Die schönsten Dessous, die herrlichsten Kleider gilt es zu transformieren in Müll – nur wie?

Ganz leicht. Sie werden grob aus den Schränken gezerrt und rüde auf einen Berg geworfen, voilà, schon wirken sie wie Trash. Auf Facebook postet eine Frau ihren leer geräumten Schrank, in dem auf fünf, sechs Kleiderbügeln der Restbestand ihrer Garderobe verloren rumhängt – und klagt, sie habe nichts mehr anzuziehen. Was jetzt? Shoppen natürlich! Ausmüllen befeuert den rasanten Kreislauf der Güter und wird vor dem Gott des Kapitalismus mit Andacht zelebriert.

Einmal war ich in einem Tempel auf Sri Lanka, in Kandy. Im Herzen der herrlichen Tempelanlage ist ein Schrein, die Menschen kommen von der ganzen Insel und stehen über Stunden an, um sich vor diesem Schrein zu verbeugen. Sie bringen Blumen mit. Sie stehen in ihrer Schlange und halten Blumengirlanden und Bouquets in ihren Händen, so viele Blumen, wie sie nur tragen können. Es geht millimeterweise vorwärts, über Stunden halten sie die fantastischsten Blüten, die Orchideen und Lilien und Jasminzweige in ihren Armen wie kostbare Babys.

Endlich, kurz bevor sie den Schrein erreichen, der nicht mehr ist als ein Glühen in einem kleinen Schränklein ganz hinten in dieser großen Halle der Anbetung, kommen sie an einen lang gezogenen Tisch. Darauf bieten sie ihre Blumen der Gottheit dar. Sie legen sie ab, und nach ihnen kommen die Nächsten und legen ihre Blumen ab, alles vor Gott, dem das hoffentlich gefällt, und wieder werden Blumen ausgebreitet und mehr und noch mehr, wodurch die schon abgelegten Blumen auf dem Tisch notgedrungen weitergeschoben werden. So rutschen sie

Millimeter um Millimeter weiter, dem Schrein des Gottes näher und dann an ihm vorbei und endlich auf das Ende des Tisches zu, wo Mönche bereitstehen, all diese anrutschenden Blüten vom Tisch zu wischen, an dessen Rand ein großer Mülleimer steht, der sich im Nu füllt und schon durch neue Mülleimer ersetzt werden muss und so weiter. Vorne werden derweil schon neue Opfergaben, die herrlichsten Blumen, aufgetischt und ihrer Vernichtung zugeschoben.

Auch unser Gott der angeheizten, immer zu steigernden Warenproduktion verlangt die Vernichtung dieser ihm offerierten Waren, um Platz zu schaffen. Damit das funktioniert, wird uns die Wertschätzung der Dinge abtrainiert. Aufbewahren? Für Kinder? In demografisch kollabierenden Gesellschaften ist das natürlich Quatsch. So ist es nur folgerichtig, auch das Vererben als Sünde zu markieren, am besten abzuschaffen. Man merkt daran, wie viel Vertrauen uns verloren gegangen ist, die Zuversicht, dass es mit uns Menschen weitergehen wird, wenn schon nicht mit uns, dann eben mit anderen.

In dem Roman *Sendbo-o-te* beschreibt die japanische Autorin Yoko Tawada, inspiriert von dem Beinahe-Meltdown von Fukushima, eine Welt nach einer Naturkatastrophe, in der Lebenszyklen zu Schrumpfformen mutieren. Ein alter Mann, Yoshiro, und sein furchtbar kranker Enkel Mumey schlagen sich tapfer durch in einer wüsten Gesellschaft, der die Zukunft abhandengekommen ist, weshalb Dinge, für die niemand mehr da ist, für immer verabschiedet werden müssen – voller Trauer, und um ihnen Respekt zu erweisen, auf einem »Dingfriedhof«. Die Menschen betten ihre Dinge auf diesem öffentlichen Friedhof in ein ewiges Grab, und diese Aussicht ist so trostlos, dass die Dinge selber sich widersetzen.

»Manche der begrabenen Dinge kriechen aus einer Art von sehnsüchtiger Anhänglichkeit wieder zur Erdoberfläche hinauf. Und so lugte auch an diesem Tag aus der vom Regen ein wenig aufgewühlten Erde die Hälfte eines Stirnbandes hervor, auf das eine rote Sonne gemalt war«, heißt es bei Yoko Tawada: »Das Bein eines Teddys ragte umgekehrt aus dem Boden. Der wollte auch nur heraus, mutmaßte Mumey, und versuchte, sich all die Dinge vorzustellen, die hier in der Erde vergraben waren: eine in zwei Kaulquappen zerbrochene Gartenschere, Schuhe mit abgelaufenen papierdünnen Sohlen, eine kaputte Kindertrommel, die Ringe geschiedener Ehepaare, ein Füllfederhalter mit einer verbogenen Spitze und Weltkarten.« Die Menschen begraben ihre Dinge, um in der Vorstellung, wie schrecklich es ist, in einer Welt zu sein, in der sie unnütz geworden sind, ihren Frieden zu finden. Sie nehmen Abschied, von der Welt und ihren Dingen.

Neulich nahm ich etwas in die Hand, das mir von einer Frau geschenkt worden war. Ich kannte diese Frau eigentlich nicht, aber sie war bei mir zu Gast, sie erschien an der Seite einer DJ, die ich zur Feier meines fünfzigsten Geburtstags angeheuert hatte. Die DJ erklärte, ihre Freundin sei sehr krank, sie könne nicht allein zu Hause zurückgelassen werden, ob ich sie vielleicht mit einladen könne. Na klar. Die Freundin trug ihren blanken Schädel in die Menge der Feiernden, und dazu ein weites Kleid. Sie gab mir eine Schatulle, ein Geschenk für die nächsten fünfzig Jahre, sagte sie lächelnd.

In dem Papiergehäuse lag ein Stab aus Holz, etwa zwanzig Zentimeter lang, die Farbe ein dunkles Braunrot, zu einem herrlichen Glanz poliert. Man hätte denken können, es sei ein vollkommen sinnloses Objekt, aus der Gattung der Staubfänger. Dann nahm man es in die Hand und verstand. Der Stab liegt verblüffend schwer in der Hand. Das liegt am Holz, es ist Dalbergia melanoxylon, auch Grenadill genannt, afrikanisches Schwarzholz. Es zählt zu den Eisenhölzern und hat eine Dichte von 1400 Kilogramm je Kubikmeter, und was das bedeutet, ist eigentlich klar. Dieses Ding verdichtet in sich die Schwere des Lebens und verspricht, einen im Lot zu halten, so wie es das Schwert eines Schiffs tun würde. Wegwerfen? Nie!

ZWEI SCHACHTELN

Mama-Box

Fundort: Barschrank, kleines Fach unten

Die Schachtel ist aus Holz, 25 x 16 Zentimeter. Jeder Zentimeter dieser Box ist graviert, der Deckel, die Seiten, jede Fläche hat ein feines Muster, das aus kleinen Rillen und Miniaturwirbeln besteht, aus umlaufenden Girlanden und Arabesken. Das so ineinander verwobene Muster des Holzes ist dunkelbraun und hellbraun, orange und grün eingefärbt, insgesamt Eindruck von »volkstümlich«.

Der Deckel klemmt, er wirkt wie festgeklebt. Man muss erst ruckeln und ziehen, und dann öffnet er sich, und man reißt die Augen auf. Bilder von Mama. Es sind Bilder meiner Mutter als junge Frau, als sie noch nicht meine Mutter war. So kannte ich sie nicht. Dabei trägt sie auf einem der Bilder das weiße Kleid aus durchscheinendem Tüll mit den eingewebten geschlängelten Würmchen, in dem wir Prinzessin spielten. Hier kleidet es eine schöne junge blonde Frau. Das Kleid ist hochgeschlossen und liegt eng an am Hals mit einer runden fingerbreiten Paspel. Sie hält den Kopf ein wenig nach rechts, so sieht man, dass ihr Haar im Nacken zu einem leuchtenden Chignon zusammengefasst ist. Ihre Haut schimmert, die Augen sind nachdenklich, der Mund lächelt beinahe. Eindruck von Ruhe. Vielleicht ein wenig fragend.

Es gibt diese Aufnahme mit dem weißen Tüllkleid auch mit einem großen Strohhut, der hinten auf dem Kopf wie ein großes Rad sitzt und neben dem rechten Ohr von einer üppigen dunklen Schleife gehalten wird. Eine Serie von Porträtaufnahmen, sie zeigen dieselbe mir nur vage erinnerliche Person, diesmal sind die Haare offen und wogen in weichen Locken bis zu den Schultern herunter.

Es gibt auch dieses Bild in zwei Versionen, auf dem einen ist sie von vorne zu sehen, Kopf nach rechts gewendet, die Augen blicken nach links, der Mund lächelt, sie wirkt fast aufgekratzt, jedenfalls vollkommen glücklich. Ein Schock die Erkenntnis, dass ich sie so glücklich gar nicht kenne. In der zweiten Version hat die Kamera sie von rechts hinten aufgenommen, sie wirft den Kopf ein wenig zurück, der Kamera entgegen und blickt zugleich zu ihr auf, sodass das offene Haar nun bis über den Pullover fällt, der selbst gestrickt wirkt und ein interessantes, ja kompliziert aussehendes Muster in erhabenen Reihen hat. Augen ernst.

Eine Serie von Porträtaufnahmen, auf denen sie noch jünger wirkt als auf den vorherigen Bildern, vielleicht weil ihr Haar mit Spangen nach hinten weggesteckt ist, dazu eine hochgeschlossene Bluse in frechem Pepita, der spitz auslaufende Kragen wird von einer schmalen Brosche gehalten. Mama in einem Kleid mit Ärmelchen im Gras sitzend, das Kleid hat einen üppigen Kragen mit weißem gerüschten Tüll, offensichtlich ist von dem Tüllstoff unseres Kleids noch ein Rest übrig gewesen. In der Hand hält sie, nicht ohne Schalk, einen langen Stiel, der wie eine Gerte wirkt und eine Blüte trägt.

Mama im Dirndl, drapiert auf dem Bug eines Schiffes, an dem eine Flagge mit Hakenkreuz weht. Mama auf einer Parkbank, sehr schmal, sie trägt ein eng geschnittenes Kostüm mit breitem Revers und hat die Beine sehr schmal übereinandergelegt. Auf ihren Knien liegt eine Clutch, über der sie die Hände verschränkt hat, Eindruck von weltläufig. Mama im dunklen Kleid, die hellen Haare wie mit Wellenreitern zu engen Wogen plissiert, die sich über der Stirn nach hinten ziehen. Sie reckt das Kinn hoch und wirkt sehr selbstbewusst. Hauch von Magda Goebbels. Mama im Pelzmantel, auf einem Mäuerchen sitzend. Sie trägt ein Hütchen mit kleiner Krempe und strahlt. Mama, die Haare glatt an den Kopf gekämmt, sie trägt ein graues Jackett mit einem Samtbesatz am Kragen sowie eine Brosche mit Hakenkreuz unter dem Kinn, die Uniform der Jungführerin des Arbeitsdienstes.

Meine Mutter in einem zweiteiligen Kleid, dunkles Oberteil und hell gemusterter weiter Rock mit dunkler Paspel. Sie steht vor einem zierlichen jungen Mann in Uniform, unter der linken Brusttasche baumelt ein Eisernes Kreuz, darunter steckt ein goldenes Fliegerschützenabzeichen, das aus einem Ring aus Eichenlaub besteht, in dem gerade ein Adler mit ausgebreiteten Schwingen niedergeht, deren Spitzen über den Ring hinausragen. Sein Barett über dem schmalen kantigen Gesicht sitzt schräg, seine gebräunte Hand umfasst mit festem Griff die Hand meiner Mutter.

Von diesem Mann gibt es noch ein großes Brustbild, das ihn in seiner ganzen verwegenen gebräunten Schönheit zeigt, hier liegt die kräftige Hand auf dem Schaft eines Dolchs, wie man ihn auf den Seiten der Militaria findet, mit seinem schön gearbeiteten Griff in Elfenbeinimitat, die Klingen werden auf diesen Seiten meist angepriesen als »sehr sauber«, Hersteller »WKC Solingen« oder »Alcoso Solingen« oder »Puma Solingen« oder »Spitzer C. Gustav Solingen«, komplett mit Portepee und Gehänge würde er heute glatt einen Tausender bringen. Der Mann ist nicht mein Vater.

Es gibt auch ein Bild meiner Mutter, das sie neben einem weiteren anderen Mann zeigt, Schulter an Schulter, sein Oberkörper ist nackt, über ihre nackten Schultern führen schmale Träger, ihr Haar ist zerzaust, die Lippen wirken wie weichgeküsst, die Augen fast schläfrig. Der Mann ist auch einmal in einem gestreiften Bademantel zu sehen, in der Hand hält er eine abgerauchte Kippe. Eine Kippe! Na, was hätte Papa, der fanatische Nichtraucher, dazu gesagt.

Dann gibt es noch die anderen Männerbilder, zwei Ritterkreuzträger, sie sind nicht auf Fotos, sondern auf fingergroßen quadratischen Papierheftchen abgebildet, zwei Produkte aus der Propaganda-Serie »Helden der Wehrmacht«; einmal Günther Prien, von dem es heißt: »So groß die Zahl der erfolgreichen Kommandanten unserer ruhmgekrönten Unterseeboote inzwischen auch geworden ist, keinem von ihnen fiel so sehr jubelnde Liebe des ganzen deutschen Volkes zu wie Günther Prien, dem Helden von Scapa Flow.« Angriff auf den in den Orkney Islands versteckten Hafen der britischen Marine, Torpedierung der Royal Oak, die in Minutenschnelle sank, 833 tote britische Marinesoldaten. Und dann noch Engelbert Endraß, der »ruhmreich« in Priens Fußstapfen trat, »der 1911 in Bayern Geborene hieß in Kameradenkreisen einfach nur ›Bertl‹«. Triumphale Versenkung britischer Hilfskreuzer, Eisernes Kreuz, Ritterkreuz zum Eisernen Kreuz, Eichenlaub zum Ritterkreuz des Eisernen Kreuzes wegen »Kaltblütigkeit und rücksichtsloser Einsatzbereitschaft.«

Alles aufbewahrt, ein halbes Jahrhundert lang, gerne hätte man gefragt, wieso, wie bedeutend waren sie für sie, die Helden des Volkes, also im Vergleich zu diesem blonden, sauber gescheitelten jungen Mann, den eines der Fotos zeigt. Sieht sehr lieb aus. Dann der ältere Herr, das Kinn vorgereckt, wuchtiger Militärmantel – keine Beschriftung. Brauchte sie ja auch nicht, sie kannte ihn offensichtlich so, dass sie sein Bild aufgehoben hat. Einfacher liegen die Dinge bei einer Serie von Fotos, die meine Mutter am Strand zeigen, einmal ist sie eine von zwei Frauen, die jeweils einen Arm erhoben haben, die Hände berühren sich an den Handflächen, und so kreiseln die beiden Frauen umeinander, sodass ihre Haare und die weißen Tellerröcke, die sie zu Bikini-Oberteilen tragen, weit ausschwingen.

Zu dieser Serie Bilder, die wohl auf einem Ausflug mit ihren Freundinnen aus der Gymnastikschule entstanden, die sie besuchte, um sich durch eine neue Ausbildung von dem öden Job als Versicherungssachbearbeiterin zu befreien, gehören auch die Nacktfotos. Man sieht meine Mutter in den Dünen, sie trägt nichts als ihre schönen Haare, so schmiegt sie sich bäuchlings in den Sand oder kniet zwischen dem Strandhafer, weniger aufreizend als sehr süß, die Arme aufgestützt, und sie lacht.

Auf einem dieser Strandbilder laufen Frauen wie schmale dunkle Silhouetten durch den Saum des Wassers, und da ist auch tatsächlich dieses eine, das einzige Bild, das ich schon kenne, also ich kenne nur einen Ausschnitt daraus – man sieht Mama und eine andere Frau, die über den Strand fliegen, die Beine wie im Sprung gespreizt, die Arme rechts und links ausgestreckt, das Bild hat sie neu abgezogen und es beschnitten, sodass es nur sie zeigte, wie sie nun alleine hoch über den Strand segelt, es hing an ihrer Wand, bis zuletzt.

Man kannte dieses Bild, doch die anderen nicht. Was sie alles für sich behalten hat, in dieser Box verschlossen, versteckt vor uns, vielleicht auch vor sich selbst. So viel Glück! Die Vorstellung, sie wäre vor meinem Vater gestorben, und er, nicht ich hätte eines Tages diese Holzschatulle geöffnet und auf diese Bilder geschaut.

Papa-Box

Fundort: Keller, in einer Kiste mit Büchern aus dem Berufsleben

Die Box aus Pappe ist etwa handlang und handbreit. Sie ist aus einer weichen Pappe gefaltet, die sich fast samtig anfühlt. Farbe hellbraun. Die Seiten sind getackert. Oben ein Aufkleber, er ist so abgeschrabbt, so dünn, dass an einigen Stellen die Pappe durchscheint. Der Aufkleber hat einen Schmuckrand aus winzigen dunklen Quadraten, die auf der Spitze stehen, je drei nebeneinander zu je zwei Reihen übereinander. Nach jeder Doppeldreierreihe gibt es ein kleines Hakenkreuz. Oben Aufdruck: »Feldpost«. Darunter, fast unleserlich: »An: Gefreiter Hans Mayer«. In der Schrift meiner Mutter (in Bleistift): »Kriegsbilder und Div.«

Die Schachtel ist vollgestopft mit Umschlägen, jeder einzelne davon ist vollgestopft mit winzigen gekrümmten Fotos. Einige lose Fotos. Man hebt den Deckel ab, und sie quellen heraus, Fotos über Fotos. Es wogen einem an die hundert der kleinen Bilder entgegen. Schwer, ja fast unmöglich, sie wieder zurückzustopfen und die Box wieder zu schließen. Die Bilder breiten vor einem Geschichten aus, über die nie ein Wort geredet wurde. Sie sind meist unbeschriftet, ohne Datum oder Ort. Man betrachtet sie, und die Geschichten, die sie erzählen, entstehen unaufhaltsam im Kopf.

Umschlag »Paris«:

Man sieht einen Soldaten, der hoch oben auf einem Stahlgerüst steht, von wo aus sich der Blick weit über die Stadt erstreckt, der Blick geht nach Westen und tief hinunter über die Seine, in der ganz schmal die Île aux Cygnes liegt. Der Soldat steht aufrecht da in einer schlabbrigen Uniform, auf dem Kopf ein Barett, an den Füßen Stiefel. Die Beine sind leicht nach außen gestellt, die Hände hinter dem Rücken verschränkt, der Mann, der Papa ist, sieht einerseits leger aus, andererseits stolz. Handschriftliche Notiz auf der Rückseite: »Juni 1940«. Paris ist von den Deutschen genommen worden, die Naziverbände ziehen am 14. Juni unter dem Triumphbogen hindurch, nun wehte das Hakenkreuz über Paris und Papa also mittendrin und dabei.

Die meisten Fotos lassen so etwas wie künstlerischen Willen erkennen. Die Stahlträger des Eiffelturms kreuzen dekorativ den Blick auf das Trocadéro. Graziöse Stuhlbeine vor einem Wasserbecken in den Tuilerien. Drei Damenbeinpaare auf einer Bank, deren Füße von Tauben umpickt sind. Ein kleines Kind im weißen Kleid blickt die weiße Treppe hoch zur weißen Église du Sacré-Cœur.

Es gibt keine Fotos von militärischen Aufzügen. Nur hier und da Alltagsszenen, etwa Soldaten, die Sandsäcke stapeln. Wehrmachtssoldaten, wie sie sich am Montmartre auf dem Place du Tertre unter die Leute mischen, die sich bewundernd hinter einem Maler stauen, der vor einer Staffelei sitzt. Oder sie lümmeln vor dem Denkmal des Unbekannten Soldaten herum, das an die 1,4 Millionen französischen Soldaten des Ersten Weltkriegs erinnert, die im Kampf gegen die Deutschen gestorben sind.

Eine Gruppe von fünf Gefreiten vor dem Pont Alexandre III mit seinen prachtvollen Skulpturen, im Hintergrund das Grand Palais. Man sieht Soldaten, die in einem Hof im Marais mit dem Schlauch deutsche Wehrmachtsfahrzeuge abspritzen. Oder Papa ohne Jacke, Hemdsärmel hochgekrempelt, er sitzt in einem eleganten Zimmer, das weiß getäfelt ist, vor einem Empire-Bett aus schönem Holz, auf dem eine kostbar aussehende seidengesteppte Decke liegt. In der Hand hält er ein Glas, mit dem er einem anderen hemdsärmeligen Typen zuprostet. Auf dem Tisch Champagner.

Der Tisch ähnelt auf schwindelerregende Weise dem Couchtisch, an dem ich nun sitze und diesen Pappkarton durchflöhe, Rauchglas gefasst in einem umlaufenden weichen Rand aus dunklem Holz, der zu dem Mobiliar gehört, das sich Papa nach dem Krieg selber entworfen hat. Zu denken, dass ich, an diesem Couchtisch herumtastend, das Laufen lernte, an einem Tisch, der seine Herkunft der deutschen Besetzung von Paris verdankt. Eine Kriegstrophäe. Und noch ein bekanntes Thema flackert auf. Da ist dieser Schnappschuss einer Frau in einem Bus. Ihr dunkles Haar ist ganz aus der Stirn gekämmt, wie es Papa so liebte und von seinen Töchtern mit Strenge einzufordern pflegte, es bauscht sich über dem Hinterkopf und lässt das

Gesicht ganz frei, also beinahe nackt. Sie vermeidet, in die Kamera zu schauen, und lacht verlegen.

In Paris, pflegte mein Vater bis zum Abwinken zu dozieren, um seine Töchter Sitten zu lehren, also in Paris seien die Sitten ja vollkommen verkommen. Eine Frau betrüge ihren Ehemann, ohne ihn auch nur zu belügen. Ganz offen. Ein Ehepaar gehe zusammen zur Haltestelle, verabschiede sich voneinander, dann fahre sie zu ihrem Geliebten. Immer wieder dieser Satz. *Sie verabschiedet sich von ihrem Ehemann und fährt zu ihrem Geliebten.* Immer dieselbe aufflammende Empörung. Sonst nix zu Paris. Und keiner von uns, der nachfragte, woher er das so genau wissen wolle. War es die Litanei eines enttäuscht Liebenden?

Er redete selten über den Krieg. Auch darin angepasst. Der Philosoph Hermann Lübbe hat es das »kommunikative Beschweigen« genannt. Das Verschweigen verwirklichte sich auch in der nervtötenden Wiederholung der immer gleichen zwei, drei Sätze, was zum Weghören zwang und so Schweigen herstellte. Dass in Paris keine Moral herrsche – ja, Papa. Dass jede Frau ihren Mann betrügen würde, wie sie gerade lustig sei – okay, Papa. Wie schrecklich verwüstet die Häuser vorgefunden wurden auf ihrem Vormarsch.

Rückblickend scheint sich die Argumentation ein wenig an die Strategie der Wochenschau-Propaganda anzulehnen, die etwa zu forscher Marschmusik den Vormarsch der deutschen Truppen zeigt, wie sie durch die brennenden Städte und Dörfer ziehen, die sie gerade noch beschossen haben, um in anklagenden Worten zu schildern, welche Wüstenei die gegnerischen Truppen hinterlassen hätten. Und immer wieder ist die Rede von herrlichen Klaviernoten, die von den französischen Familien doch tatsächlich einfach zurückgelassen wurden, wenn sie aus ihren Häusern flohen, und dass er, unser Vater, sich ihrer erbarmt habe. Erbarmen mit Schuberts Impromptus, das wäre verkommen, hätte er nicht ... usw.

Umschläge »Westfeldzug« und »Auf der Fahrt«:

Ein ausgebranntes Auto. Eine Allee, durch die Panzer fahren, rechts neben ihnen Soldaten auf Fahrrädern, einer hinter dem anderen. Heldenfriedhof in Langemark. Historische Fassaden in Antwerpen mit Kirchtürmen. Brügge. Gent. Ein Bild von Männern, die ausgelassen in der Brandung plätschern (»Blankenberge«). Ein ausgebrannter Straßenzug, auf dessen Kreuzung ein Schild »PARIS« auf einem alten Stuhl aufgebockt ist. Bild eines abgestürzten Flugzeugs im Straßengraben.

Städtische Ruinenlandschaft, davor posieren grinsend sechs Wehrmachtssoldaten – »Amiens«. Die Kathedrale von Rouen inmitten von Trümmern. Bild einer Weide, sechs Soldaten balancieren wie Kinder auf dem Holzgatter, im Hintergrund grast eine Kuh. Foto einer Wiese, die mit kleinen schwarzen Holzkreuzen übersät ist. Bild einer dicht gedrängten Menschenmenge in dunkler Kleidung auf einem Trottoir, links zwei Militärs in langen Mänteln, rechts ist ein

Auto quer gestellt, die Mitte des Bildes ist leer. Diese Leere zwingt dazu, sie zu füllen, an das zu denken, was Jahrzehnte nach dem Krieg beschwiegen, dann aber doch aufgedeckt wurde, in Bildern, Dokumentationen, die sich eingeprägt haben – die Deportationen, gleich 1941, die Lager, Drancy, Gurs und die anderen, später die Transporte nach Auschwitz.

Strandbild – »Dünkirchen«. Bild von Militärfahrzeugen, die am Strand in Reihen aufgestellt sind, dazwischen weht Müll. Eindruck von elender Verlassenheit, wie ein Campingplatz, von dem man in Hast aufbrach. Bild eines aus dem Meer ragenden Wracks eines Schiffs. Hier waren 1940 britische und französische Truppen eingekesselt, und in einem wahnwitzigen Unternehmen (»Operation Dynamo«) wurden zwischen dem 26. Mai und 4. Juni fast 340 000 Soldaten über See gerettet, vor der deutschen Wehrmacht, die also mit meinem Vater gegen Dünkirchen vorgerückt war. Menschen, die vor meinem Vater gerettet wurden.

Bild eines ausgebrannten Straßenzugs mit einem Berg von Schutt, der die Straße versperrt. Bild einer ausgebrannten Häuserfront, vor der drei Frauen gehen. Zum Schlafen ausgestreckte Soldaten in einem Zimmer, »Blick ins Kartenlager«. Bild aus einem Zimmer, in dem ein Schrank offen steht, aus dem Wäsche gerissen wurde, die auf dem Boden liegt. Bild eines deutschen Soldaten, der sich neckisch über einen Käfig beugt, in dem eine weiße Maus sitzt. Papa mit nacktem Oberkörper an einem Tisch, ein Weinglas in der Hand. Ein Panzer auf einem Feld – Notiz »vor Paris«.

Postkarte mit einer Stadtansicht von Paris, Vogelperspektive, über der Stadt hängen dichte Wolken. Auf der Rückseite steht: 20. Juli 1940.

In der kleinen aufgeräumten Schrift meines Vaters:

»Lieber Engelbert! Zunächst noch herzlichen Dank für Deinen lb. Brief. Als ich ihn erhielt, waren wir bereits über Lille, Arras, Amiens nach Paris vorgestoßen. Paris ist eine ganz herrliche Stadt. Ich habe noch keine deutsche Stadt kennengelernt, die so schön ist. Auf dem Weg bis hierher über die alten und neuen Schlachtfelder haben wir viel zu sehen bekommen, das man im einzelnen gar nicht erzählen kann. Arras, Amiens sind teilweise völlig zerstört. Mitten aus den Schutthaufen ragen die –« (Abbruch des Textes).

Umschlag »Pleskau«:

Kirche mit Zwiebeltürmen, Aufschrift: die »Kathedrale von Pleskau«. Das weiße Mauerwerk über den Fenstern ist rußschwarz. Ein Friedhof mit Kreuzen und im Hintergrund ein hoch aufragendes Kreuz aus Birkenstämmen, rückwärtige Schrift: »Lazarettfriedhof«. Blühende Obstbäume. Pferd mit heller Mähne vor einem Gespann in einem Hof, links ein Bauer, rechts ein deutscher Soldat, rückwärtige Schrift: »Russengespann«. Fluss mit Angler, im Hintergrund ein Gerüst: »Pionierbrücke bei Pleskau«.

Eine Reihe von runden Baumstämmen, aufgestellt vor einer Mauer, am Fuß der Hölzer hängen in sich zusammengesunkene Gestalten in dunkler Kleidung, einer sieht aus, als knie er, einer ist der Länge nach nach vorn übergekippt, rückwärtige Schrift: »Erschießung von Freischärlern in Pleskau«.

Postkartengroßer Abzug eines Fotos, das eine Gruppe von deutschen Offizieren zeigt, in der ersten Reihe einer in dunklem Tuch: »Heeresgruppe Nord. Ritter von Leeb mit Stabsoffizieren und 4 Generälen. Ostfront 15. 10. 41«.

Ein Passfoto meines Vaters. Er sieht sehr jung aus, fast zart, wie in sich gekehrt. Die Lippen sind leicht geöffnet, der Blick geht in die Ferne. Was hat er erlebt in Pleskau, das die Russen Pskow nennen und das von Juni 1941 bis Juni 1944 von der Wehrmacht besetzt war, was hat er dort gemacht? Mehr als 300 000 Menschen starben in Pskow, die umliegenden Dörfer wurden ausgelöscht.

Akkurater Zeitungsausschnitt mit einem Gedicht:

Vor Pleskau

Dies weite Land wird endlos, wenn wir rasten.
Die Augen lassen wir nach innen tasten,
versunkene Bilder träumend zu erneuern.
Wir sehn, wie Fohlen sich der Weide freuen,
wie schwarzer Wald den hellen Sommer trinkt,
wie hügelinne silberfließend blinkt
der See, darinnen wir zuerst gebadet.

O nahe Kindheit, durch dein Licht begnadet,
durchschreiten wir gefeit die leere Ferne,
dein Atem wärmt, er nähert uns die Sterne.
Du Heimat, heimlichste Allgegenwart,
verwandelnd heiligst du die graue Fahrt.

Hans Baumann

Feld mit Bombentrichter, Schlitten im Schnee – »Tilsit«. Explodierende Tellerminen. Appell einer Gruppe von Soldaten, im Vordergrund einer mit Stiefeln (Notiz auf der Rückseite: »Unser Kommandant, 30. August 41, verwundet Oktober 1941«). Bauern in Tüchern und Felle gehüllt auf einem Markt. Zerbombter Flugplatz: »Kowno«. Ein schwelender Haufen Balken. Flak in Litauen. Rollbahn in »Werro«, Litauen. Zerstörte Stadtlandschaft: »Dorpat«.

Ein aus einer Zeitung ausgeschnittenes Porträt von einem jungen Mann in Uniform, unter dem Kinn das Eiserne Kreuz: »Rittmeister Georg von Boeselager«. Ein Held bis zuletzt. Georg Freiherr von Boeselager, Kavallerieoffizier und Turnierreiter, gefallen 27. August 1944 bei Łomża, posthum zum Oberst ernannt, Eisernes Kreuz II. Klasse im Polenfeldzug, Eisernes Kreuz I. Klasse an der Westfront, Juli 1941 zusätzlich Ritterkreuz zum Eisernen Kreuz wegen großer Tapferkeit im Gefecht, Beförderung zum Rittmeister, im Dezember 1941 Eichenlaub zum Ritterkreuz wegen tollkühnem Einsatz im Unternehmen Barbarossa, posthum Schwerter zum Ritterkreuz des Eisernen Kreuzes mit Eichenlaub. Kontakte zum

Widerstand. Führte, als der misslang, seine Truppen weiter an die Front.

Von Boeselager stammt ein Papier, das mit beispielloser Systematik die Vernichtung von Widerstand »im bandengefährdeten Gebiet« vorschlug, im Prinzip ein Vorschlag zur Kasernierung beziehungsweise Tötung aller Männer. Was mag meinen Vater bewogen haben, diesen Zeitungsausschnitt aufzubewahren? Bewunderung für Tapferkeit? Wusste er von der Nähe zum Widerstand? Oder war es diese kleine Fußnote im Lebenslauf des deutschen Helden – Abitur auf dem Aloisiuskolleg, der Jesuitenschule in Bad Godesberg, wo auch er Schüler war und wie Boeselager diese strenge fordernde katholische Erziehung im Geiste des Elitegedankens verpasst bekam? Ob er Boeselager kannte, der fünf Jahre jünger war?

Ein einzelnes Bild. Fast unkenntlich. Mit der Lupe betrachtet zeigt es eine Stube, in deren Ecke ein Eisenbett mit weißem Gestänge vor einer Blümchentapete steht. Auf dem Bett liegt mein Vater in einer hellen Hose und weißem Hemd mit Schlips, seine Beine sind leicht angewinkelt, der Oberkörper angehoben mit einer Drehung zur Kamera, offensichtlich hastig, das Gesicht ist verwischt. Man erkennt einen Ausdruck der verlegenen Überraschung. Hinter ihm liegt ein kleiner Mann, auch er trägt ein weißes Hemd, sein Gesicht ist auf der Höhe der Schulter meines Vaters, über die er unsicher in die Kamera schielt. Haare zurückgegelt. Seine rechte Hand ruht auf dem Oberarm meines Vaters. Hinter den beiden

Männern hängt ein Bild an der Wand, das ich kenne. Landschaft mit Birken. Es hängt seit langem in meinem Schlafzimmer.

Umschlag »Polen«:

Bild eines schief im Schneematsch stehenden Busses, den deutsche Soldaten umstehen. Bild eines schräg im Schnee stehenden Autos. Bauernhäuser aus Baumstämmen im Schnee. Einsame Skispuren im Schnee, malerisch. Holzzaun im Schnee. Zaun aus zerfetztem und auseinandergebogenem Draht im Schnee. Leute, die zusammengedrängt stehen. »Chrzanów – Marktplatz mit Juden«. Chrzanów war eine kleine Stadt, zehn Kilometer nördlich von Auschwitz, ein Schtetl, zu Beginn des Jahrhunderts waren über 4000 der 6500 Einwohner Juden. Bild: Ausheben von Gräben an einer »Straße in Chrzanów«.

Männer, die am Rande eines Waldes in einer Mulde sitzen. Dorfstraße mit Frauen in Kleidern mit weiten hellen Röcken und schwarzen Tüchern. Zerlumpter Mann auf Dorfstraße. Frauen, die in einer Furt Wäsche waschen. Ausgelassen wirkende junge Männer in Unterwäsche auf Stockwerksbetten, die wie Kinder spielerisch Pistole und Messer aufeinander richten.

Umschlag »Lazarett in Lublin«:

Saal mit gotisch dekorierter Decke mit Bettenreihen. Papa in der zweiten Reihe, sieht gesund und rund aus. Mehrere Fotos derselben lachenden Rote-

Kreuz-Schwester, einer dunkelhaarigen Schönheit, wie er sie wohl so mochte.

Umschlag »Zakopane«:

Papa im Skidress, strahlend neben einem Plüschbären (Notiz: »Neujahr in Zakopane 1940/41«). Man sieht meinen lachenden Papa auf Skiern, der Plüschbär hat seine Stöcke gegriffen und zieht ihn durch den Schnee (»Zakopane im Januar 1941«). Papa lächelnd neben einer dunkelhaarigen Frau im Skidress, zwischen ihnen der Plüschbär.

Noch mehr Bilder dieser schönen Dunkelhaarigen. Wie sie auf die Skier steigt oder mit den Skiern spielerisch über eine Schneewehe turnt, bei der Abfahrt die Nase in die Sonne haltend, neben Papa. Abendlicht in einem tiefverschneiten Tal. Verschneite Tannen, die einen tiefen Schatten werfen. Zimmer mit Tannenbaum, »Weihnachten in unserem Wachlokal der Kartenstelle«. So schön also konnte es sein, mitten im Vernichtungskrieg, in Zakopane, dem alten Städtchen im Süden Polens, das »judenfrei« gestellt, dann zum exklusiven Erholungsgebiet des deutschen Militärs wurde. An der Wand neben dem spargeligen Weihnachtsbaum hängt ein großes Hitler-Porträt.

Eingelegt in den Umschlag mit den Fotos findet sich ein vergilbter Zeitungsausschnitt zum Thema »Erster Tag des Tatra-Pokalrennens in Zakopane«. Über 80 Läufer am Start! Weltmeisterstrecke! Gesamtlänge von 3300 Meter bei rund 700 Meter Höhenunterschied! »Gleich der mit Nummer drei gestartete

Meister des Generalgouvernements in der Alpinen Kombination, Albert Pfeiffer (SS und Polizei-SG) lief erwartungsgemäß ein ausgezeichnetes Rennen und kam in der guten Zeit von 3.39 Minuten am Ziel an.«

Im Ergebnis: »Die Reichsmannschaft der Ordnungspolizei, die erst vor kurzem zusammengestellt wurde und die seither schon glänzende Ergebnisse vor allem auf dem Gebiet des Skimannschaftskampfes zu verzeichnen hatte, liegt auch hier in Zakopane mit Seelos, Tiefenbrunner, Schuster und Rütz vor der SS und der Polizei-SG oft in der Mannschaftswertung klar in Führung und hinterließ durch ihr sportliches Auftreten und den kameradschaftlichen Kampfgeist den besten Eindruck.«

Damit nicht genug: »Auch die anderen Mannschaften, vor allem die SS und Polizei-SG-Ost, die Reichsmannschaft der Sicherheitspolizei, des Luftwaffensportvereins Krakau, der Wehrmacht und des Zollgrenzschutzes sowie die Gäste aus Oberschlesien und der Slowakei setzten sich hervorragend ein.« Was für ein Spaß!

Umschlag »Zwischen Russland und Norwegen/ Oslo«:

Verladung von Gerät auf einem Bahnhof. Bahngleise in einer Landschaft. Das friedliche Wattenmeer. Hafen mit Schiff: »Übersetzen nach Oslo«.

Aus Oslo gibt es sehr viele Bilder. Keine Hinweise auf Kriegstätigkeit, obwohl seine Personalakte im Bundesarchiv Berlin für den 1.12.1943 vermerkt:

»Schwären an Gesicht und Nase«. Deshalb verlegt »v Tp i Kr-Laz. Oslo« (von Truppe ins Kriegslazarett Oslo verlegt). Man sieht sehr viel Park mit schönen Statuen. Pittoreske Stadtbilder. Foto eines Bahnhofs, im Vordergrund ein stylishes junges Paar, er trägt eine graue Flanellhose und ein dunkles Sakko, sie trägt ein Blümchenkleid und um den Kopf ein weißes Tuch, sie dreht sich halb um und schaut in Richtung der sie beobachtenden Kamera des Besatzers. Gesichtsausdruck? Nicht lesbar.

Vier Männern mit Zelt in den Bergen. Sie sitzen vor ihrem kleinen Zelt oder umstehen es, Oberkörper alle nackt. Männer, die in kurzen Hosen wandern. Es gibt aber vor allem sehr viele Fotos von Segelschiffen. Papa mit einem Popelinsakko im Segelboot. Papa am Ruder. Papa vor Boot und im Boot. Seeansichten bei Sonnenuntergang. Papa vor dem Oslofjord. Und immer sieht er vollkommen glücklich aus. Aber die »Schwären«. Dazu nichts. Nichts zu den berüchtigten Lagern für politische Gegner, verschleppte Kriegsgefangene.

Wie Papa am Oslofjord segeln lernte, ging als bis zum Abwinken beschworener Mythos in die Familienfolklore ein. Die herrliche Landschaft des Oslofjords! Das Glück, wenn das Boot dahinfliegt. Ähnlich enthusiastisch beschworen wie die schöne Zeit am Oslofjord wurde nur die Zeit in Zakopane in Polen, wo er Skilaufen lernte und dann zeitlebens die alten Holzski bewahrte, die ich jetzt im Keller fand. Ich verstand, dass sich mitten in diesem Krieg die beiden Leidenschaften seines Lebens geformt hatten: Segeln und Skilaufen. Dafür schlug sein Herz. Jedes Jahr fuhr er zum Segeln, jedes Jahr zum Skilaufen. Er stellte lange Listen seiner Skiurlaube auf, die er jedes Jahr sorgfältig ergänzte.

Ganz oben, als Nr. 1 der Skiurlaube: Zakopane. Danach Kitzbühel, 1943/44. Garmisch, Nebelhorn, Oberlech, Haus Ingeborg, Seiser Alm, Dolomiten, Kühtai, Arosa, zum Schluss immer wieder und noch mal Arosa. Man hätte ihn nachts wecken können, er hätte wie aus der Pistole geschossen sagen können, ob er es mittlerweile auf 32 oder 37 Skiurlaube gebracht hatte. Nur zwei davon waren Urlaube, in die er uns Kinder mitnahm. Irgendwann blieb auch meine Mutter zu Hause. Nur einmal durfte ich mit ihm segeln. Meistens fuhr er allein, und das, so scheint mir, waren für ihn die schönsten Zeiten seines Lebens nach dem Krieg, die einzigen, die Eingang fanden in seinen kleinen Jahreskalender.

BEUTESTÜCKE

Kleiner Brillantring

Immer, immer, immer hatte ich ihn bewundert. Der kleine Brillantring an den feinen Fingern meiner Mutter war für mich der Inbegriff von Eleganz. Sie trug ihn nur an Sonn- und Feiertagen. Natürlich trug sie ihn nicht an den Tagen des Alltags, wenn sie sich frühmorgens ihre Kittelschürze umwickelte und das Haar unter einem Kopftuch feststeckte und dann mit Todesverachtung in den Keller hinabstieg, um den Kohlenkessel auszukehren und zu befeuern und in Schwung zu bringen, damit oben im Haus heißes Wasser aus den Hähnen flutete, was im Dorf sehr bewundert wurde, wo solcher Luxus noch nicht Einzug gehalten hatte, wo in jedem einzelnen Zimmer ein dreckiger Ofen stand.

Kein Brillantring, wenn sie dann später am Vormittag die Toilette schrubbte oder mittags Kohl schnippelte oder nachmittags im Garten die Zwiebeln setzte oder im Waschzuber rührte, in der heißen Lauge, die in einem Kessel auf einem gemauerten Untersatz stand, der ein kleiner Ofen war und wiederum mit Holz befeuert werden musste, damit die Leinentücher im Kessel auch ordentlich auskochten – bei solchen Arbeiten war an Brillantringe nicht zu denken.

Aber dann – am Sonntagmorgen, wenn der Frühstückstisch schön gedeckt wurde und der Vater die Eier aufschlug und sie mal wieder unweigerlich zu kurz gekocht fand oder zu hart und wir Kinder über dem Glibber verzweifelten, der ausgelöffelt werden musste, bevor wir loskonnten zum Hochamt, während draußen die Kirchglocken dröhnend zur Eile gemahnten –, dann steckte er an ihrer Hand, der kleine Brillantring.

Ein dünner Reif aus Rotgold. Oben, auf dem Fingerrücken, ist er nicht ganz geschlossen, die beiden Enden sind dort vielmehr gegeneinander gebogen. Und so hält der offene Reif, mit seinen beiden Enden, als wären es Fingerspitzen, mit aller Vorsicht einen quer liegenden Riegel aus drei Brillanten. Winzige Steine, aber mit verführerischem Glanz.

Fast noch schöner, jedenfalls viel aufregender, auch im tausendsten Durchlauf der Erzählung, ist die Geschichte des Brillantrings. Der Ring kam zu meiner Mutter in einer der grauenvollen Bombennächte, in denen sie mit ihrer Familie im Keller unter ihrem Haus in Hannover saß. Endlose, immer wiederholte, bis in die Syntax gleichlautende Berichte aus der Hölle.

Das Schrillen der Sirenen, der sich in Angst beschleunigende Herzschlag, wie alles loshastete, Oma Ogottogott schrie, bis Opa sie anschrie, wie die beiden Schwestern sich halfen, das erste, noch einzige, das kostbare Enkelkind warm einzupacken, und mit ihm, dem kleinen Michael, die Stiegen schnell, aber doch vorsichtig herunterhasteten, und es krachte und rumste, der Putz von oben fiel auf sie, die dumpfen Einschläge takteten den Soundtrack von Gebeten, Flüchen, Wimmern, Schreien. Dann Ruhe. Endlich Entwarnung.

Die Bombardierung von Hannover im Herbst 1943 ist legendär. Nahezu zwei Millionen Brand- und Sprengbomben entfachten einen Feuersturm, die fliehenden Menschen blieben im Asphalt stecken, der brennende Phosphor lief in die Schutzkeller, am Ende war die Innenstadt weg, vollkommen zerstört. Die Geschichte geht dann so, dass meine Mutter in die Ruinenwüste heraustritt, zwischen die qualmenden Schutthaufen und bizarren, vom Feuer leer gefressenen Häuserfassaden, vorsichtig die Füße über diejenigen setzte, die es nicht mehr in die Keller geschafft hatten, jetzt winzige, in der Hitze zu Kindergröße geschmolzene schwarze Körper. Wie sie es nicht geschafft hatte, sie auch nur anzusehen. Aber dann, den Blick abwendend, etwas im Schmutz bemerkte, sie erzählte, immer wieder, wie in Trance, wie sie diesen Klumpen Erde oder Ruß aufnahm, weil darin etwas blitzte, sie den Dreck abrieb, und da war er: der kleine Brillantring. Im Dreck.

Die Erzählungen von den Bombennächten waren unter uns Kindern in der Regel nicht sehr beliebt, es waren diese Erwachsenen-Storys im Endlos-Loop, die man bis zum Gähnen kannte, aber diese hatte doch Charme. Thema: Wie sich ein kleines Glück aus dieser Feuer- und Rußhölle ergab. Wenn mein Blick auf ihre Hand mit dem Ring fiel, war sie wieder da, diese immer wieder atemlos, mit großen Augen und ungläubigem Kopfschütteln vorgetragene Erzählung aus der Gattung »Es gibt doch Wunder«. Besser als alles, was der Pfarrer zu bieten hatte, Brotvermehrung oder so.

Als meine Mutter tot war, bat ich darum, diesen Ring nehmen zu können, den sie selber schon lange nicht mehr getragen hatte, er wäre ihr von den Fingern gerutscht. Er war auch für mich zu weit, deshalb trug ich ihn zum Juwelier, um ihn enger machen zu lassen, und ich konnte mich nicht bremsen, ich musste diese unglaubliche Begebenheit, die uns den Ring zugetragen hatte, ebenfalls über den Tresen reichen. Die Hanseatin auf der anderen Seite sagte in dieser hanseatisch kühlen Art: »Ach. Wirklich?!«

Wirklich? Sie meinte es nicht böse, es war vielleicht sogar ein Ausruf der Bewunderung, aber etwas hakte sich in mir fest. *Ach. Wirklich?* War es wirklich so gewesen, auch nur wahrscheinlich, dass sich der Fund des Ringes so zugetragen hatte, dass er meiner Mutter in diesem Klumpen aus Ruß und Dreck vor die Füße gerollt war, wirklich so? Oder doch nicht?

Ein Verdacht stieg auf und ließ sich nicht mehr wegwedeln, er nistete sich ein, der Zweifel, nicht ohne zu schmerzen, er führte zu bohrenden Fragen, etwa dieser: ob es überhaupt wahrscheinlich war, dass sich im Tumult der Bombennacht ein Ring von einem Finger löste, rumkugelte und wie ein Schneeball in einem Klumpen Dreck verschwand. Um dann wie ein winziger Phönix blinkend aus der Asche wieder aufzuerstehen. Oder ob, eine Variante, die kaum zu denken war, für die man seinen ganzen Mut zusammennehmen musste, ob sie nicht vielleicht einmal den Blick *nicht* abgewandt hatte von den klein geschmolzenen Leichen und an einem der zur Unkenntlichkeit verbrannten Leiber, an der Hand einer Toten, diesen kleinen dünnen Reif entdeckt hatte.

Schnelles Bücken. Abziehen. Einstecken. Und, vielleicht im Bemühen, die Wahrheit auch vor sich selbst zu verdecken, diese detaillierte, immer wieder neu glatt gezogene Erzählung darübergelegt. Noch mal und noch mal. Meine Mutter.

Und nun ich, mit diesem Ring an meiner Hand, den wegzugeben ich überlegt hatte, aber nicht wollte. Ich hatte ihn doch mein ganzes Leben schon bewundert. Und er war noch immer schön. Er sitzt jetzt an meinem kleinen Finger, so wie Jean Cocteau seinen aus Gold der verschiedenen Couleur gezogenen Ring trug, der zu ihm kam als Freundschaftsring von Monsieur Cartier und den er, auch nachdem die Liebe zu Louis vorbei war, trug bis zu seinem Tod, und ich betrachte ihn oft und denke an die Bombennächte, die so viele Opfer forderte, an Menschen, an Wahrheit, an Empathie. Manchmal frage ich mich, wer ihn nach mir tragen wird.

Chopin etc.

Das Album ist in rehbraunes, fein genarbtes Leder gebunden. Auf dem Rücken ist ein Rechteck eingesetzt, gerade so lang wie ein kleiner Finger, es ist schmal in Gold gerahmt und trägt einen geprägten Schriftsatz: CHOPIN. Das Album ist so heftig benutzt worden, dass das dünne Leder an den Kanten abgeschubbert ist und einen Blick auf ein darunterliegendes Gewebe erlaubt. Man schlägt es auf und sieht: gelockerte Fadenbindung. Das Deckblatt hat einen Schmuckkranz aus orangefarbenen Ornamenten, die an stilisierte Tulpen erinnern. In der Mitte steht: F. Chopin – Œuvres Complètes (Ch. Klindworth), Vol 1. Der Verlag: »P. Jurgenson à Moscou, St. Pétersbourg, chez Jurgensen/Varsovie, che E. Wende & Co/Kiew, che L. Idzikowki«. Der Preis: »Prix 2 Rbl. 25 c.«

Der Band beginnt mit Grande valse brillante, er enthält alle Walzer von Chopin, die Mazurkas und Scherzos, die beiden Scherzo op. 31; op. 39 und op. 54 fehlen und sind im Inhaltsverzeichnis mit dünnem Bleistift ausgestrichen. Auf der ersten Seite gibt es eine Widmung, mit dunkelbrauner Tinte, zarte Aufstriche, schwungvoll in den Abstrichen. Die Abschrift besagt, dass es sich um ein Geschenk an einen Wladimir Sofronizki handelt, »aus Dankbarkeit für die Beteiligung am Konzert am 14. Dezember 1914 zugunsten heldenhafter russischer Soldaten«.

An solchem Heldentum gab es großen Bedarf. Seit der deutschen Kriegserklärung am 1. August

1914 warf sich die russische Jugend dem deutschen Feind in einem hoffnungslosen Widerstand entgegen, in einem Krieg, in dem 1,8 Millionen russische Soldaten fallen würden und der als die große Katastrophe Russlands gilt. Dazu also, zum Auftakt, dieses Konzert. Und der schöne Band Chopin als großzügige Geste der Anerkennung an diesen jungen Wladimir Sofronizki, der im Dezember 1914 erst dreizehn Jahre alt war, wenn auch schon Klavierschüler seit seinem sechsten Lebensjahr und der später Professor am Konservatorium in Moskau sein würde. Er kam aus Leningrad, der Stadt, die ab September 1941 von der Wehrmacht belagert werden würde bis zum Januar 1944 und in der mehr als eine Million Menschen starben – mehr als eine Million von den 26 Millionen russischen Toten im Zweiten Weltkrieg. Sofronizki gehörte zu denen, die man evakuiert hatte.

Dieser Band kam also in dem ersten Krieg gegen die Deutschen zu Wladimir Sofronizki und ging ihm in diesem zweiten Krieg gegen die Deutschen verloren, weil er in den Besitz des deutschen Gefreiten Mayer geriet. Wie? Wie soll man das erfahren, sie sind ja beide tot. Der Chopin-Band wurde jedenfalls so heftig bespielt, dass sich einige Seiten aus der Fadenbindung gelöst haben und jetzt lose einliegen. Wer es wohl war? Sofronizki? Wladimir Sofronizki war für einige Musikliebhaber Russlands der größte Pianist seiner Zeit. Für Swjatoslaw Richter war Sofronizki »ein Gott«. Er spiele die »Sarkasmen« besser, als er sie geschrieben habe, sagte Prokofjew.

Sofronizki war der Sohn einer St. Petersburger Familie, die für einige Zeit in Warschau gelebt hatte. Zur Zeit des Konzerts waren sie schon wieder nach St. Petersburg zurückgekehrt, er aber fuhr einmal im Monat nach Polen zurück zu seinen Musikstunden bei dem Pädagogen Alexander Michalowski. Drei Jahre nach dem Konzert für die russischen Helden, mit sechzehn, würde Sofronizki in die Klavierklasse des Petrograder Konservatoriums wechseln, wo Dmitri Schostakowitsch ein Kommilitone war, wie auch Jelena Skrjabin, die Tochter von Alexander Skrjabin, dem Symbolisten unter den russischen Komponisten. Die beiden wurden ein Paar und Sofronizki dann einer der begehrtesten Pianisten seiner Zeit. Im Juli 1945 spielte er, auf Bitten Stalins, auf der Potsdamer Konferenz vor Truman und Churchill. Sein letztes Konzert gab Sofronizki am 9. Januar 1961, wenige Monate, bevor er mit nur sechzig Jahren starb.

Im November 1949 hat Sofronizki alle Stücke Chopins zur Aufführung gebracht, in einem Chopin-Marathon über fünf Tage, eine Explosion von Chopin-Obsession. Ob er aus diesem Notenband spielte? Ist er deswegen so abgenutzt?

Mein Vater jedenfalls kann es nicht gewesen sein, der diesen Band so heftig nutzte, wenn auch er Chopin mit Leidenschaft liebte, so viel ist klar. Und Musik war seine große Begabung, das Klavierspiel insbesondere, schon als kleiner Schüler versenkte er sich, so erzählte er manchmal kopfschüttelnd, so tief in die Musik, dass er Musikverbot bekam, weil er sich dann in der Schule auf gar nichts mehr konzentrieren konnte, weil sein Kopf so voll war mit Musik.

Einmal, erzählte unsere Mutter, der er es erzählt hatte, war der kleine Hans krank, seine Lehrerin besuchte ihn zu Hause, und sie sagte wohl lobend zu seiner Mutter, was für ein begabter Schüler er sei; würde er sich noch ein wenig mehr auf die Arbeit konzentrieren, wäre er sicherlich in allen Fächern der Beste, und nicht nur in Musik. Kaum war sie aus der Tür, habe seine Mutter einen Stock genommen und das Kind windelweich geprügelt, damit es lerne, immer und überall sein Bestes zu geben. Das tat er dann auch.

Bilder zeigen den Schüler Hans von einer großen Ungeschütztheit, so als hätte er sogar beim Waschen alles gegeben und den Hals geschrubbt, bis die Haut durchscheinend war, und hinter den Ohren gewienert, bis sie abstanden. Das Haar ist sehr kurz geschoren, der Matrosenkragen blütenweiß. Als er Schüler in einem Jesuiteninternat wurde, fiel auch dort sein Talent auf. Der kleine Mayer wurde fortan bei großen Empfängen der berühmten Schule als Solist eingesetzt, und einmal spielte er Tschaikowski, deutete er diskret an, wenn auch immer wieder, Klavierkonzert No. 1. In der Stadthalle! Vor allen, dieser kleine Mayer, vor den Eltern, Lehrern, Schülern, Honoratioren!

Als er am Ende seiner Schulzeit Pianist werden wollte, brach allerdings wieder ein familiäres Unwetter über ihn herein. Pianist! Das schien der Mutter, dem ganzen streng katholischen Familienclan, so anrüchig wie zum Zirkus zu gehen. Er wurde belehrt, man erwarte, dass er ein ordentliches Studium absolviere. Das tat er dann auch.

Er wurde Landvermesser. Er machte sogar Karriere, er würde später ein veritables Vermessungsamt leiten, Chef sein, aber er spielte nicht mehr Klavier, mehr als drei Jahrzehnte lang würde er kein Klavier mehr anrühren. Er hatte sich das Klavierspielen untersagt und untersagte es mit Ingrimm auch seinen Kindern, als sie den Wunsch äußerten, ein Instrument zu lernen. Sie sollten an der frischen Luft spielen, hieß es, statt die Zeit im Hause mit Unnützem zu vertun. Keine Diskussion. Überhaupt gab es keine Diskussionen über Erziehungsrichtlinien, und es gab im Übrigen ja auch nicht mal ein Klavier. Und als er eines kaufte, ein kleines anspruchsloses Schimmel-Klavier, da war er schon fast fünfzig und stellte fest, er konnte nicht mehr spielen, jedenfalls nicht so, wie er es in Erinnerung hatte. Das Klavier blieb fast unbenutzt. Wie auch diese Noten von Chopin.

Die Chopin-Noten waren also nicht von ihm so weich gespielt. Ich stelle mir vor, wie er sie damals in die Hand nahm, wo auch immer er sie fand. Er hatte Geodäsie studiert, sich in die Mathematik geworfen statt in die Noten, und jetzt war er Vermessungsingenieur in einem Kartenbataillon – aber wo? In Polen? An der Ostfront? Hatte er die Noten in einer der Ortschaften gefunden, durch die er mit der Wehrmacht brandschatzend gen Petersburg zog? Vielleicht in Pskow, was er Pleskau nannte, achtzig Kilometer vor Petersburg, wo sie die Häuser abfackelten, bis die Hauptstraße einer verkohlten Wüste glich, in der nur noch dünne Türme zittrig aufragten?

Erinnerung an einen Besuch bei der sogenannten Wehrmachtsausstellung, zusammen mit Elena, dem Au-pair-Mädchen. Wir stehen erschrocken vor diesem Bild des niedergebrannten Straßenzugs mit den Türmen, und sie erklärt mir, dass die Türme die Schornsteine der Häuser waren, die es nicht mehr gab. Jeder in ihrer Familie habe Tote zu beklagen. Und wir wussten noch nicht, dass auch mein Vater dort in Pskow war und Bilder gemacht hatte wie jenes, vor dem wir standen.

Hatte er den Chopin-Band dort jemandem abgekauft? Oder ihn geklaut, vielleicht in den Ruinen des Hauses eines Musikliebhabers, der nicht mehr da war, um ihn zu behüten? Das hätte er sich selber natürlich nie zugestanden. Obwohl er das Chopin-Album interessanterweise nie erwähnte, ausgerechnet dieses Album nicht. Er erwähnte allerdings namentlich ein anderes Notenalbum, das habe er vor den marodierenden deutschen Soldaten »gerettet«, auch das fand sich in den kniehohen Stapeln der Noten, zu denen im Übrigen auch Hefte zählten, welche die Signatur seines Urgroßvaters haben. Es ist ein Notenband aus Frankreich.

Bei diesem zweiten Notenband von zweifelhafter Herkunft handelt es sich um Schubert – Impromptus et Moments musicaux. Édition Française de Musique Classique, revue par M.-J. Riss-Arbeeau, Verlag Heugel, Paris. Ein herrlicher Band. Marmoriertes Papier in Blau und Weinrot, der Rücken ein zartes schwarzes Leder. Über das Vorsatzpapier fließen dunkelrote und hellgrüne arabeske Linien. Das Titelblatt ist schwungvoll mit stilisierten Blumenbouquets verziert. Rechts oben in der Ecke steht, in Bleistift: H. Mayer. Und links unten, ebenfalls in Bleistift, in Buchstaben, die so winzig sind, als wollten sie sich verstecken: »Compiègne 6./7.8.40«.

Compiègne ist ein Ort in Nordfrankreich, in dem sich, historisch betrachtet, Geschichte über die Jahrhunderte immer wieder düster verdichtet hat. Hier wurde Jeanne d'Arc im Mai 1430 geschnappt und ihren englischen Feinden ausgeliefert, die sie auf einem Scheiterhaufen verbrannten. In Compiègne schlugen die Deutschen Militärs auf ihrem Vormarsch nach Paris im Deutsch-Französischen Krieg 1870/71 ihr Hauptquartier auf, hier wurde am 11. November 1918 nach der deutschen Niederlage der Waffenstillstand geschlossen, der den Ersten Weltkrieg beendete – nach neun Millionen toten Soldaten, darunter mehr als eine Million tote Franzosen.

Und dann, 22. Juni 1940, wieder ein Waffenstillstand mit diesen Deutschen in Compiègne, verhandelt im selben Bahnwaggon wie der Vertrag von 1871, nun zwischen den kapitulierenden Franzosen, der Vichy-Regierung und den Nazis, die dann bei Compiègne ein Konzentrationslager einrichteten, für Juden und Kämpfer der Résistance. Von hier gingen Transporte mit Tausenden von Menschen nach Auschwitz. Und mein Vater war also da, in Compiègne, wenige Wochen nach dem Abkommen mit Vichy. Wenn er über diese Zeit sprach, dann nur kurz und voller Ekel über die Leute, die er »Pöbel« nannte, wohlgemerkt deutschen Pöbel, der in Häuser und Wohnungen eingefallen sei und alles verwüstet habe, die Wäsche aus den Schränken riss, die Betten aufschlitzte, überall hinpisste und -kackte, und da, ja, da habe er diese Noten von Schubert gerettet – vor der deutschen Soldateska. Auf gewisse Weise vor sich selbst.

Bild

Das Bild hatte einen Ehrenplatz, es hing im Wohnzimmer meiner Mutter neben dem Glasschrank mit dem echten Goldrandgeschirr. Es erinnere sie an ihre Heimat, pflegte meine Mutter in ihrem weichen Gefühlston zu sagen, eine erstaunliche Bemerkung, denn sie kam ja aus der ärmlichen Stadtwohnung eines Handwerkers, aus Hannover. Das Bild zeigte aber ein Reetdachhaus, geduckt unter hohen Bäumen, eine Landidylle, da also wollte sie gerne her sein.

Die Idylle hatte einen Namen, dessen Sound sich mir eingeprägt hat, weil er immer wieder beschworen wurde: Rehburg! Das kleine Rehburg ist eine Gemeinde in der Nähe des Steinhuder Meers in Niedersachsen, von dort stammte ihre Mutter, die schöne Dorothea. Gerne und oft wurde darauf hingewiesen, das Opa Glück gehabt habe, diese Schönheit für sich zu gewinnen, es gab dazu auch ein Foto, das Oma ganz in Weiß zeigte, eingepasst in einen schmalen Rock mit hochgeschnittener Bluse, dazu das süße runde Gesicht, in der Hand eine lässig herabhängende Rose. So viel zur gewünschten Genealogie.

Das Bild im Wohnzimmer ist klein, etwa 30 x 20 Zentimeter. Sehr dunkel, man muss schon nahe rangehen, um die Einzelheiten des Hauses zu erkennen, den roten Stein im Fachwerk, die Sprossenfenster, alles im Schatten dieser hohen Bäume, und dann noch der schwarze Rahmen, der seinerseits einen

Schmuck aus dunklem Metall hat, im Stil eines Pseudo-Barock. Deutlich ist nur die Signatur rechts unten: Lesser Ury.

Lesser Ury (*1861 Posen, †1931 Berlin) war der Sohn eines jüdischen Bäckers und studierte Malerei in Düsseldorf und Brüssel, suchte und fand Inspiration in Paris und Italien und ließ sich 1886 in Berlin nieder. Werkstatt im berühmten Atelierhaus in der Lützowstraße, wo auch Lovis Corinth malte, der ein Förderer wurde, anders als Max Liebermann, der ein Feind war. Lesser Ury hat mit seinen aus dem Dunkel leuchtenden Stadtszenen den Blick auf Berlin geprägt. Man sieht typischerweise eine Straßenflucht, die von Alleebäumen gerahmt wird, durch die Kutschen fahren, deren Lampen sich auf dem feuchten Pflaster spiegeln. Kaffeehausszenen, wie man sie sonst nur von den Künstlern des Montmartre kennt. Jeder in Berlin wollte einen Lesser Ury haben! Und einer hing nun im Wohnzimmer der Eltern im Rheinland. Wie war er da wohl hingekommen?

Die Geschichte geht also so, dass der Lesser Ury in unser erstes Haus auf dem Dorf eingezogen war, im Gepäck eines Bonner Ministerialbeamten, der auf dem Land unser Parterre anmietete, weil er nicht nur tolle Gemälde, sondern seine vielen Hunde unterbringen musste. Deutsch Kurzhaar! Die Hündin Erika mit einem neunköpfigen Wurf, kastanienbraun oder weiß-anthrazit gefleckt, rehbraun oder schwarz oder toffee, sie tollten und rollten übereinander im Hof hinter dem Haus, auf dem es sogar einen Hundezwinger gab, der nur auf sie gewartet zu haben schien. Es wurde selbstredend der schönste Sommer der Kindheit. Bilder zeigen unsere nackten, von Welpen umwuselten Waden. Oder einen Weidenkorb, in den die Welpen für ein Foto gestopft werden sollten, und auf dem Foto ist dann zu sehen, wie sich eine Welpenwoge über den Rand des Korbs in die Freiheit stürzt.

Ein Bild zeigt mich, wie ich in meinem grauen Faltenrock und rutschenden weißen Kniestrümpfen neben einem großen Hund stehe, der neben mir sitzt, sein Kopf ist etwa so hoch wie meine Taille, ich habe meine kleine Pfote zwischen seine Ohren gelegt. Kleiner Versuch, auch Alphatier zu sein. Herr R. jedenfalls war der Held unserer Kindheit.

Der Bonner Beamte, hörten die Kinder die Erwachsenen tuscheln, sei in Berlin früher ein flotter Hecht gewesen. Reiter und noch Jäger! Ja, konnte man ihn sich noch heute auf einem Ross vorstellen, mit diesem Schnäuzer, darüber das weiße Haar! Er habe im Krieg ja den Job aller Jobs gehabt, nämlich das Ausräumen der Wohnungen der deportierten Juden, na, da habe er natürlich das eine oder andere für sich abzweigen können, wurde getuschelt, nicht ganz ohne Anerkennung. Geschirr, Möbel, alles Mögliche. Auch mal Gemälde. Wie den Lesser Ury.

Ach, pflegte meine Mutter zu dem alten Herrn zu sagen, den müssen Sie mir bitte vererben, er erinnert mich so an die Gegend, aus der ich komme. Wurde zugesagt. Dann war der Untermieter tot, das Bild wurde von den Erben an meine Mutter übergeben, da die Zusage nicht schriftlich festgehalten worden war, gegen Bares. Nicht so viel, also für einen Lesser Ury, im Grunde ein Schnäppchen. Und nun, da auch meine Mutter den Lesser Ury nicht mehr brauchte, kam die Frage auf, wohin damit. Womöglich das einzig wertvolle Erbstück. Schon war es das Einzige, über das ein wenig gestritten wurde.

Von einer Partei wurde angeregt, den Lesser Ury zu stiften, etwa an das Kunstmuseum in Tel Aviv, wer wolle denn ein Bild an der Wand haben, das von der Ermordung seiner Besitzer erzähle? Es wäre gewissermaßen eine Rückgabe.

Andere hatten sich ein wenig umgesehen. Die kleine »Berliner Straßenszene im Spätherbst« von Lesser Ury war doch bei Grisebach in Berlin gerade in einer Auktion für 150 000 weggegangen. 150 000! Es wurde angeregt, jeder Erbe möge bitte für sich entscheiden, ob und wem er stiften wolle. Warum nicht das Bild verkaufen, jedem seinen Anteil auszahlen, der Rest sei dann private Entscheidung?

Das Bild wurde, in eine alte Decke gewickelt, in die Kunsthalle Hamburg getragen, damit ein Experte einen Blick darauf werfen könnte. Wie sich zeigte, war gerade eine Lesser-Ury-Expertin zu Gast, die an einem Catalogue raisonné des Künstlers arbeitete, an einer Bestandsaufnahme aller Lesser Urys, die die geschichtlichen Katastrophen überlebt haben. Die Expertin warf einen Blick auf das Bild und lachte; sie sagte: »Das ist kein Lesser Ury.«

Schon das Motiv, Bauernhof. Von Lesser Ury, dessen Stadtszenen so geschätzt waren. Die Pinselführung, die Farben, der Auftrag, wo doch Lesser Ury vor allem in diesem weichen hingehauchten Pastell gearbeitet habe. Korrekt sei eigentlich nur die Signatur, dieses Lesser Ury, also perfekt gefälscht. In den Zwanzigerjahren seien Lesser Urys in Berlin so begehrt gewesen, gerade im jüdischen Bürgertum, dass alle einen Lesser Ury haben wollten, mehr als es gab, weshalb leider Unmengen gefälschter Lesser Ury in Umlauf gekommen seien, um diesen hochwogenden Bedarf an Statussymbolen zu stillen. Auf die Frage, was man mit einem gefälschten Lesser Ury machen solle, sagte sie: »Wenn er Ihnen gefällt, hängen Sie ihn doch auf. Oder Sie verschenken ihn!«

Und so hängt das Bild von der Reetdachkate nun in einer Reetdachkate in Schleswig-Holstein, die aussieht wie Omas Reetdachhäuschen in Niedersachsen, nur noch kleiner. Und jedes Mal, wenn ich aus dem Fenster sehe in Berlin-Charlottenburg, wo die Straße noch Kopfsteinpflaster hat, das bei Regen so schön glänzt, und in dem Licht der Laternen die Alleebäume schräg auf mich zulaufen, wie man es sonst nur in expressionistischen Filmen sieht oder eben auf den Berliner Szenen der Maler, besonders im Herbst, wenn die goldbraunen Blätter von den Bäumen auf den Boden fallen, wenn alles in diesem leuchtenden gelben Braun glüht, dann denke ich: »Guck an. Mein Lesser Ury!«

PAPIERKRAM

Diverses

Es sollte klar geworden sein, dass ich keine Freundin des schnellen Wegwerfens bin, der blinden Entsorgung, dieses »Habe den Container bestellt und das Haus leergezogen«. Andererseits. Es gibt diese Szene auf Netflix, in der Serie über Entmüllung: Alle schönen Kleider sind schon in Müllsäcke gestopft, die Erinnerungsstücke abgeräumt, die alten Kindersachen in die Tonne getreten, da hält einer der demütigen Schüler der Entmüllungskunst einen Packen Papier hoch, den er von anderen Stapeln Papier auf seinem Schreibtisch abgehoben hat, und legt den Kopf schief, in einer Geste, die zwischen Verzweiflung und Verschmitztheit liegt, und fragt die kleine Müll-Nanny: »Und was damit?« Und sie, mit dieser Vogelzwitscher-Stimme: »Einfach weg!«

So einfach. Weg! Was dazu wohl die Steuerbehörde sagen würde, welche die Beachtung des neuen Bescheids erwartet, oder der Handwerker, dessen Rechnung noch offen ist, wie finde ich jemals diese Seite wieder, die ich aus einem Magazin herausgerissen habe, auf der ein wunderbarer Cocker-Spaniel-Dekoteller abgebildet ist? Der liebevolle Support-Brief meiner Freundin? Und was ist mit dem Papier, das Generationen vor mir angehäuft haben, das ihnen wert und teuer war, das uns so viel über sie erzählt, und sei es nur über den Zwang zur Sparsamkeit? Den Urkunden, Testamenten, Abschriften, Merklisten, Tagebüchern, Schulheften, Kinderzeichnungen?

Papiere lassen sich aus Kisten und Schränken kramen, liegen in alten Umzugskartons, verstecken sich in Schachteln, die jemand im Bauch des alten Schreibtisches ganz nach hinten geschoben hat. Mal sehen, was da, wenn man einfach einige Papiere rausgreift, zutage kommt. In ungeordneter Reihenfolge: Urkunden über den Kauf von Ackerland, über hundert Jahre alt. Das Abiturzeugnis meines Großvaters, geboren 1869, sehr viele »sehr gut«, man möchte sich verneigen. Seine Ernennung zum Stadtrentmeister, die Baupläne für die Dienstwohnung über der Bank.

Alte Rechnungsbögen mit Onkel Christians Namen, Zusatz: Landwirt. Es gibt die mit braun marmoriertem Karton gebundenen Kladden zum Verzeichnis des Viehbestands. Stammlinien der einzelnen Kühe. Onkel Christian war stolz auf seine Kühe gewesen, sie fuhren, anders als er, der sparsame, sogar in Urlaub, er entsandte sie zum Luftwechsel in die Eifel. Aufheben?

Es finden sich der Ariernachweis von Tante A., die Rechnungen für Klavierunterricht für den Schüler Hans von vor hundert Jahren. Meine eigene Wiegekarte, aus der hervorgeht, dass ich in jeder Woche ein Pfund zugelegt habe. Mamas Versorgungsbezüge. Blätter, Dokumente, Kladden mit Dokumenten, und alles fächert sich zu Geschichten auf oder stellt Fragen, vor allen Dingen das.

Kleine Auswahl der im Haus meiner Mutter befindlichen Papierkrams:

Briefumschläge

Im Schreibtisch finden sich hintereinander und übereinander gestapelte alte Pappkartons, in denen einmal Briefpapier gewesen war, also typischerweise Geschenke von uns Kindern an die Eltern oder Geschenke der Eltern untereinander, es war ja die Zeit ohne mobile Vernetzung, mit Telefon, das aber lange als Medium zur Durchgabe kürzester Meldungen wahrgenommen wurde, keinesfalls zum Plaudern. In diesen Boxen ehemaliger Briefpapier-Geschenksets hortete Mama also Briefumschläge.

Einfach weiße Briefumschläge, seidig glatte Briefumschläge mit Seidenpapier gefüttert. Ein quittengelber Briefumschlag. Ein Stapel von gelb überhauchten Briefumschlägen, ein kleiner Stapel Bütten mit gezackten Einlegekärtchen. Ein winziger Stapel von winzigem Bütten, dazu winzigste Einlegblättchen, Boten aus einer Welt, in der man unangekündigte Anstandsbesuche machte, und wenn sie ins Leere gingen, für die nun leider nicht Besuchten ein Kärtchen hinterließ. Einfache Office-Briefumschläge mit Innendruck in Quadratisch oder Längs. Cremefarbene Briefumschläge mit hauchfeinem hellgrauem Dekostrich am Rand. Ein goldfarbener Briefumschlag. Drei lang gezogene Kuverts mit bordeauxfarbenem Futter. Ein lavendelblaues Kuvert mit einem eingelegten Briefbogen in der gleichen Farbe. Ein handgroßer Briefpapierbogen, mittig gefaltet, mit Leinenstruktur und einem umlaufenden erhabenen Dekorrand mit grafischer Prägung. Ein DIN-A5-Umschlag aus marmoriertem Papier. Ein hohes Kuvert aus blaugrau changierendem Papier, innen in tiefem Rot gefüttert, das zu einer Karte gehört, die einen schmalen Rand im selben tiefen Rot hat.

Diese einsamen Gesellen, die am Ende einer regen Korrespondenz übrig geblieben waren, fanden neben sich ganze Stapel von marmoriertem Bütten, das man einem interessanten Schnittmuster unterworfen hatte. Schon als Kind hatte ich gelernt, wie man aus diesen Papierbögen mithilfe von Kleber die Briefumschläge selbst herstellte. Großer Spaß. Jahrelang hatte ich die Briefumschläge an meine Freunde in nostalgischer Anwandlung selber geklebt, es hatte als ein wenig exzentrisch gegolten. Der Spaß war aber nicht groß genug gewesen, um diese als Vorrat für Generationen von Mayers angeschafften Papierbögen aufzubrauchen, jetzt also wohin damit?

Es sei verraten, dass diese Boxen mit Briefumschlägen fünfzehn Jahre in meinem eigenen Keller lagern würden, wohin ich sie verschleppt hatte, wer weiß, ob man sie mal wieder brauchen kann.

Ein mattgrüner Pappordner von Soennecken, DIN A5

Aufkleber: Ahnentafel von Dr. H M (Fundort: Schreibtisch)

Als Erstes fällt einem ein zerknittertes Blatt entgegen, das im Querformat mit Bleistift beschriftet ist. Wirkt wie eine Übung. Oben in der Mitte die Namen meiner Urgroßeltern, von ihnen gehen vier lange Striche aus wie die Strahlen einer Sonne, sie enden in den vier Namen ihrer Kinder Christian, Maria, Gertrud, Anna. Von Gertrud, der Mutter meines Vaters, gehen drei Strahlen aus, einer zu meinem Vater, die anderen enden bei den Namen seiner Schwestern.

Abgeheftet sind zwei Blätter, die eine Doppelseite bilden, auf der ein großer Fächer aufgemalt ist, also sauber mit Lineal gezeichnet, mittig unten steht der Name meines Vaters, über ihm die Namen seiner Eltern, von ihnen ausgehend 63 durchnummerierte Felder in vier Etagen. Nur die ersten drei Etagen enthalten Namen, die letzte Etage mit 30 Feldern ist noch frei.

Auf dem nächsten Blatt gibt es eine »Anleitung zum Ausfüllen«. Liste von Charaktereigenschaften, aus denen auszuwählen ist (zum Beispiel begabt, sehr begabt, wenig begabt, fleißig, blumenliebend, sinnlich, Weiberfeind, grob, hinterlistig, aufopfernd etc). Für Augen wird blau, grau, hellbraun und dunkelbraun vorgeschlagen, für Gestalt groß, mittel, klein oder beleibt, es wird nach Abnormalitäten gefragt. Es folgen Blätter mit Vordruck für jede Person, ein aufgemaltes Register aus Kästchen und umrahmten Spalten, in denen Stichworte über Gestalt und Aussehen über Charakter bis Krankheiten vorgesehen sind, für die Rückseite ein Lebenslauf. Für den Landwirt Franz Anton, geboren 1842, gestorben 1934, wird unter »Charakter« etwa aufgeführt: begabt, fleißig, sparsam, sachlich, unmusikalisch, streng, Führernatur. Krankheiten: Gicht. Todesursache: eingeklemmter Bruch.

Mit Franz Anton, Blatt Nr. 6 in dieser Kladde, hatte sich wohl der Ausfülleifer meines Vaters erschöpft. Alle folgenden Blätter sind leer. Oder hatte sich einfach die politische Lage gewendet und damit die Prioritäten verschoben? Dachte man jetzt anders über die Menschen, die Eltern, Tanten, Nichten, Neffen, über sich?

»Sie knipsten ihre ehernen Überzeugungen wie mit einem Schalter aus«, schreibt Harald Jähner in *Wolfszeit* über die Nachkriegsdeutschen, aber vermutlich hat er nicht gehört, wie mein Vater auf Gesundheit bestehen würde, von der Sorge gequält, eines seiner Kinder könnte eventuell an »nervöser Überreiztheit« leiden, sich in Menschen verlieben, die nicht gesund seien, würden womöglich Nachkommen haben, die nicht gesund seien, oder sich einem Lebenswandel hingeben, der ihre Gesundheit schädigen könnte. Es war eine fanatische Art von Furcht, vielleicht auch getrieben von dem Wissen, wie Menschen, die als nicht gesund galten, in Anstalten verschwanden.

Rechnungsvordrucke

DIN A4, oben quer, kantige Buchstaben, fett gedruckt: Heinrich Warnstorf. Hannover. Dachdeckermeister. Ausführung sämtlicher Dacharbeiten sowie Lieferung aller Materialien …

Von Opa. War als Geselle vom Land in die Stadt gegangen, hatte am Ende einen eigenen Betrieb. Zwölf Angestellte. Diese Rechnungen wurden abends von seiner Tochter, meiner Mutter, geschrieben, die man zur Lehre in eine Versicherungsgesellschaft gegeben hatte, damit jemand in der Familie tippen und rechnen konnte. So wurden sie reich. Obwohl Opa zweimal alles Geld verlor. Tolle Schote, immer wieder gern erzählt auf Familienfeiern, wie Opa fast vom Dach gefallen ist, als der Lehrling von der Straße hochrief, die Bank werde gerade von Menschenmengen gestürmt, weil alle Banken pleite seien. Jemand habe Opa, der taumelte, noch abgefangen und er sich dann gesetzt und durchatmen müssen. Und noch heute ertappt man sich dabei, wie man beschwörend doziert, ja nie alles Geld auf der Bank zu bunkern.

Banknoten

Fundort: Im Keller. Lederbörse aus schwarzem Leder, Stil: Kellnerinnen-Equipment, abgegriffen

Jeder Lappen ist etwa handgroß. Aufdruck in Orangebraunschwarz. Schriftzug: Reichsbanknote. Datierung: 25. Juli 1923 oder 20. Februar 1923 oder (blaues Muster) 7. Februar 1908 oder 14. Juni 1918 oder 21. April 1910 oder 26. Februar 1923 oder 1. August 1917 oder 6. Februar 1920.

Ein Schein vom 9. August 1923 hat den Aufdruck »Eine Million Mark«. Es gibt Scheine von 50 000 Mark und solche mit Aufdruck 100 000 Mark. Viele

20 000-Mark-Scheine. Die kleineren blauen Scheine sind nur 100 Mark wert, dafür haben sie auf der Rückseite zwei im griechischen Stil leicht gewandete, vollbusige Mädchen, die kniend zwischen sich ein Bild hochhalten, das das Antlitz einer gelockten, mit Efeuzweigen bekrönten Frau zeigt, die eine grimmige Miene hat.

Unser Spielgeld! Also natürlich war es nicht als Spielgeld gedacht, es handelt sich um eine Verzweiflungswährung in Zeiten galoppierender Geldentwertung, aber da die Lappen eben nichts wert waren und in den Zeiten unserer Kindheit in den Fünfzigerjahren das echte Geld noch knapp war und niemand auf die Idee gekommen wäre, für *Spielgeld* echtes Geld auszugeben, durften wir mit diesen Lappen unsere Kaufladenspiele betreiben.

Der Kaufladen war ein offener Kasten von etwa 20 Zentimeter Höhe, den Papa gebaut hatte und Mama mit Tapetenresten beklebt, und er stand auf einem kleinen Tisch. In seinen kleinen Regalen standen Miniaturpackungen von Mehl und Nudeln, und wir spielten dort in wechselnden Rollen, einmal als Verkäuferin, dann als Shopperin. Man würde etwa sagen: »Für meine Tochter Orange kaufe ich eine Packung Birkel-Nudeln.« Und die Verkäuferin würde sagen: »Das macht 10 000 Mark«, und man würde einen 20 000er-Schein rüberreichen und das Wechselgeld huldvoll entgegennehmen, und dann gab es noch eine imaginäre Scheibe Wurst für das imaginäre Töchterchen Orange. Ich erinnere mich daran, dass es bei diesem Zahlvorgang etwas mühselig war, alle Nullen durchzuzählen, es gab ja auch Noten in der Sortierung 200 000 oder 1 000 000, die Eltern sagten grimmig, so würden wir wenigstens Zahlen und Rechnen lernen. Stimmte leider nicht.

Flugblatt

Etwas größer als DIN A4, stark zerfleddert

Oben quer ein Bild, ein stämmiger Soldat, dessen Bauch von einem breiten Ledergürtel umfasst ist, steht, das Gewehr lässig auf dem Rücken, Hand am Riemen, wie man es heute bei einem Rucksack tun würde, vor zwei langen Reihen von leblosen Körpern, die am Boden liegen und notdürftig mit Stoffen zugedeckt sind. Bildzeile: »Deutscher Soldat vor den Leichen ermordeter polnischer Bauern«.

Aus dem Text: »Seit drei Jahren setzen die Nazi-Führer in Polen ihre Lehre von der ›totalen Vernichtung fremden Volkstums‹ in die Tat um. Hunderttausende von Unschuldigen sind dieser Vernichtungspolitik zum Opfer gefallen und mit Maschinengewehren, Giftgas und Starkstrom beseitigt worden … (Fett gedruckt): Aber Deutschland kann in Wahrheit nur dann gerettet werden, wenn es sich weigert, diese Verbrechen weiter mitzumachen … (Fett und unterstrichen): Rückzug in Russland, Rückzug in Afrika – die große Wende ist gekommen. Das ist der Anfang vom Ende.« Wurde aufgehoben. Immerhin. Hätte man gerne vorher gesehen und darüber diskutiert. Verpasste Gelegenheit.

Vokabelzettel

Gefunden in einem Briefumschlag, DIN-A5-Blatt, klein gefaltet auf Jackentaschenformat, liniert. Auflistung französischer Begriffe:

La tête – der Kopf. *L'œil* – das Auge. *Les yeux* – die Augen … Über *la poitrine* – die Brust und *la gorge* – die Gurgel zu *la botte* – der Stiefel und *la soeurette* – die kleine Schwester zu *le sang* – das Blut und *le sens* – der Sinn zu *la cuillère* – der Löffel und *bientôt* – bald.

Man stellt sich vor, wie die Kompanie vorrückt, nach Dünkirchen und rüber nach Paris, und der Gefreite M steht in einem Geschäft, entfaltet diesen Zettel, sucht, der Finger fährt die Spalten entlang – ah! Hier! *Pain, Mademoiselle, du pain s'il vous plaît!*

Vier Heftchen, auf denen nackte Frauen posieren

1954 – »Unser Dasein«. Eine leicht gebräunte nackte Frau sitzt auf einer Mauer und verschränkt die Arme hinter dem Kopf, sodass ihre vollen Brüste gut zur Geltung kommen. Beine nebeneinander, in der Schräge, mit den Zehen aufgesetzt. Innen Mischung aus Fotos, die vornehmlich nackte Frauen und Kinder zeigen, meist badend oder durch Haine spazierend, dazu Aufsätze und Gedichte. »Überall die vielen Menschenmassen, nein, lass uns zu Hause bleiben – ich will nicht in dieser Menge treiben und mir jeden Schritt bestimmen lassen.« Bestimmend wie eh und je: »das hohe Lied der Gesundheit«. Aber doch gelernt: »Nicht in dieser Menge treiben …«

Lebensfreude Jahrgang VI / 1955

Es finden sich nur fünf Jahre nach Kriegsende Reiseberichte aus Kroatien, Frankreich, Finnland, dazu Bilder heranwachsender Mädchen, von Kindergartenkindern, alle Geschlechtsteile gut sichtbar. »Das ist Kindererziehung – ohne falsche Moral und voller Freude und Unbefangenheit.«

Kleines Heft »Modellfoto« / 16 Kunststudien / 80 Pfennig

Junge Frauen, die sich im Spiegel betrachten. Ein nackter Frauenoberkörper hinter einem schwarzen Netz. Eine Frau, sitzend, mit seitwärts verschränkten Beinen und einer langen Perlenkette, die in ihren Schoß mündet und zwischen den Schenkeln verschwindet.

Briefumschlag: »Persönliche Sachen« (Handschrift meines Vaters)

Fotos einer Frau mit dichtem blondem Haar im geblümten grün-violetten Kleid, einmal steht sie neben einer Wasserfontäne in einem Park, einmal sitzt sie inmitten einer Blumenwiese, die Beine sind nach rechts untergeschlagen, in der Hand hält sie ein paar Stiele von Wiesenblumen. Merkwürdig diese Art, wie Frauen immerzu Blumen in der Hand halten, diese Frau, Mama, auch von Oma gibt es ja dieses Bild, in der Hand einen Zweig wie eine kleine Gerte.

Ein klein gefalteter Briefbogen, der oben zweimal perforiert ist, eine Blume wurde mit dem Stil vermutlich vorsichtig durch diese beiden Öffnungen gesteckt.

Beim Aufschlagen des Bogens zerstäubt sie zu Puder.

Sehr kleine Schrift. Undatiert.

»Mein lieber Hans, es bleiben uns nur noch wenige Stunden, und dann heißt es Abschied nehmen. Dass ich einmal mit soviel Trauer Deiner denken würde, hätte ich einfach für unmöglich gehalten. Wir beide haben uns schon so viel gesagt, dass einfach kaum noch etwas übrig bleibt. Das aber ist mir sehr wichtig, ich möchte Dir noch einmal vom ganzen Herzen danken, danken für Deine Liebe, Deine Fürsorge, mit der Du mich hier ständig umgeben hast, für das Vertrauen, das Du mir schenktest, für all die Freude, die Du mir gabst. Es tut mir so weh, dass ich Dich nicht glücklich machen kann, Du weißt es, warum das nicht möglich ist ... Dein ›Kind‹«

Brief in einer Klarsichthülle, darin mehrere Seiten von Seidenpapier, als Durchschlag benutzt, eng betippt.

Briefkopf: Name meiner Mutter. Adresse

An: Frau Ministerin Rita Süssmuth,

Bundesministerium für Jugend, Familie, Frauen und Gesundheit

Kennedyallee 105 / 5300 Bonn 2

2. März 1987

Sehr geehrte Frau Ministerin,

mit großem Interesse habe ich Ihr Engagement in Sachen Familienpolitik in den Wochen vor der Wahl, besonders in verschiedenen Fernsehdiskussionen verfolgt. Sie vertreten u. a. glaubhaft und einfühlsam die Ziele der »modernen« CDU in der Frauenpolitik – partnerschaftliche Gleichberechtigung in Familie und Beruf... Jetzt, in den Wochen nach der Wahl, vermisse ich in den vielen Versuchen von Analysen über die Gründe der Wählerstimmen-Verluste der CDU, Ihre Stimme. Vielmehr sieht, hört und liest man nahezu ausschließlich kluge Diskussionen der üblichen exklusiven »Männer-Clubs«.

Vielleicht darf ich als ältere Frau meine – sicherlich unvollkommene – Analyse stellen: dass der Stimmverlust der CDU nicht noch erheblich größer ausgefallen ist, ist m. E. nur der bisher grenzenlosen Geduld und Bescheidenheit der älteren Frauen zu verdanken. Wer wie ich in der Altenarbeit tätig war, weiß nicht nur aus der Statistik, dass 2/3 der älteren Rentnerinnen nur mit Sozialhilfe über die Runden kommen, weil sie wegen ihrer unbezahlten Arbeiten für die Familie oder schlecht bezahlten Hilfsarbeiten in der Kriegs- und Nachkriegszeit nur Anspruch auf Minirenten erarbeiten konnten. Wer wundert sich aber auch über den unglaublichen Zynismus, dass diese Frauengruppe zunächst ganz von der Anrechnung der Kindererziehungszeiten ausgeschlossen werden sollte, man sich aber dann auf massiven Druck entschloss, die 25 Mark pro Kind Rentenaufbesserung dann doch zu gewähren...

Äußerst wichtig ist m. E. die Überlegung, ob die CDU sich mit ihrer Frauenpolitik für die jungen Frauen mit ihren emanzipatorischen Ansprüchen in

Zukunft als wählbar erweisen wird. Diese jungen Frauen lassen sich mit Zukunftsprogrammen, denen keine Taten folgen, nicht beschwichtigen …

Ich hoffe, sehr verehrte Ministerin, dass Sie noch vor der nächsten Wahl der Übermacht der Männer in Ihrer Partei nachdrücklich in Erinnerung rufen können, dass über die Hälfte der Wähler auch in Zukunft Frauen sein werden.

In Hochachtung und mit freundlichen Grüßen

(Eingelegt sind Zeitungsausschnitte mit Überschriften wie »Lovely Rita« und »Immer die liebe Familie« und »Neue Frauenpolitik?«.)

Plastikumschlag mit Zetteln

Rechnung

Feier 20 Jahre Nachbarschaft

Sherry, Sekt, Mosel, Rheingau, 16 x Menue, 30 Gulaschsuppen, 100 Canapees, 7 große Cognac, 14 Kaffee, 2 Zigarren, Tischdeko (2 Gedecke mit Kerze)

Dazu Zettel mit Notizen für die Rede (Freud und Leid, die Hunde, die Abis der Kinder, die Hochzeiten der Kinder, die Enkelgeneration).

Blatt mit der Zeichnung einer T-Tischordnung, darauf kleben 18 Zettelchen mit Namen für die Sitzordnung. Zwölf der dort genannten Personen sind mittlerweile tot.

Kassiber aus dem Kloster

Ein Briefumschlag, die Marke ist herausgeschnitten, man sieht noch einen Teil des Poststempels »Maastricht 1954«. Auf der Rückseite der Absender: Carmel St. Pieter. Es handelt sich um das Kloster eines strengen Bettelordens, der Karmeliter, das in Maastricht, Holland, unweit vom Fluss beheimatet war. Eine Festung aus Felsstein.

Das Leben hinter diesen Mauern fand statt auf einer Insel von Austerity – nur Kargheit und Gebet, Flehen und Beben. Dort also hat eine Tante meines Vaters ihr Leben verbracht. Tante Anna, geboren 1880, hatte sich schon als Teenager, was immer wieder gern erzählt wurde, gegen den Willen ihrer Familie entschlossen, das Dorf, die Familie, alles hinter sich zu lassen, ihr Leben dem Herrgott zu weihen. Sie wollte nach Holland gehen und Nonne werden. Sie, die gerühmte Schönheit, hatte dann die Volljährigkeit abgewartet und endlich, also mit 21 Jahren, dieses Gebäude am Ufer der Maas betreten und bis zu ihrem Tod 72 Jahre lang nicht mehr verlassen. Der Tod kam zu ihr am 25. Mai 1972, da war sie 93 Jahre alt und hatte ihn schon viele Jahre erwartet. »Der Tod kommt wie ein Dieb in der Nacht«, heißt es in einem ihrer Briefe. Aber er hatte ihr zuvor viele Nächte gelassen, sich vor ihm zu fürchten.

Der Briefumschlag enthält Teile ihrer Korrespondenz mit der Familie, er besteht aus verschiedenen

Kleinstzetteln, Abschnitte von irgendwelchen größeren Papierbögen. Viele dieser Zettel sind nur etwa 19 x 13 Zentimeter groß, klein gefaltet, und manchmal bergen sie in ihren Falten noch einen zweiten kleineren Zettel, 8 x 10 oder 6 x 11, auch diese sind beidseitig, mit miniskülen Lettern, von Rand zu Rand dicht betextet. Die Zettel wirken, als wären sie einer sparsamen Papierzuteilung abgerungen. Einige Briefe sind mit Bleistift, andere mit Tinte beschrieben. Die Zettelchen, die auf beiden Seiten mit Tinte beschrieben sind, sind unlesbar, weil die Tinte durchschlägt, sie hat sogar, also vielleicht erst mit den Jahren, das Papier zwischen den Buchstaben bläulich eingefärbt, kein Wort ist entzifferbar.

Ein besonders raues und gilbes Papier ist mit einer Art von heller Tinte vollgeschrieben, etwa wie wir sie für unsere Kindergeheimpost benutzten, damals war es Milch, darunter der Vermerk in Schwarz: »Lässt sich am besten am Tage lesen.« Leider nein. Man erkennt gar nichts. Für alle Briefe braucht man eine Lupe, um sie entziffern zu können. Nur ein einziger Briefumschlag findet sich übrigens unter den Zettelchen, er wurde hergestellt, indem ein alter Briefumschlag gewendet wurde. Dieser Umschlag, der ehemals einen an sie gerichteten Brief ihres Onkels B. enthielt, Domprälat in Köln, wurde auseinandergenommen, neu zusammengesetzt, das Äußere also nach innen gekehrt, dann verklebt und mit schwungvoller Feder neu beschriftet mit der Adresse der Familie auf ihrem Hof im Rheinland. An Anton Schmidt,

Gutsbesitzer. Ja, ja, so kann die Erinnerung täuschen, es war ja kein Gut, das Tante Anna hinter sich gelassen hatte, sondern nur ein ganz normaler Bauernhof, wenn auch aus Fachwerk, mitten im Dorf gelegen.

Auszüge aus den Briefen, die sich über die Jahre – hier von 1933 bis 1957 – immer wieder, immer enger, gebannt und wie furchtsam, um die Themen Gott, Krankheit, Tod drehen. Die älteren Briefe sind mit S. M. Franziska unterzeichnet, später nur noch mit »Tante Anna«. Es finden sich nur Briefe aus den letzten Jahrzehnten, die früheren Briefe sind wohl verloren gegangen.

Hellgraue Pappe, ausgeschnitten aus einem größeren Pappkarton

»Carmel St. Pieter 13. 1. 54

Meine lieben tief betrübten Kinder und Klein-Kinder!

Zuerst danke ich Änne für die Aufmerksamkeit mir gleich per Karte die Todesnachricht zu geben, dann Hans für die Traueranzeige. So konnte ich im Geiste bei Euch sein, Eure Trauer teilen und immer für die Mutter beten. Die heilige Kommunion hat sie Gott empfohlen und die hl. Messen, die jeden Augenblick durch Priesterhände von der Erde zu Gott aufsteigen, für sie Gott empfohlen.

Das Mutterherz, es schlägt nicht mehr und ich sage Euch allen, Änne, Hans, Susi, Irmgard, Carlheinz und Enkelkindern meine innigste Teilnahme an Eurem tiefen Schmerz. Das irdische Leben ist vorüber, sie hat den bitteren Tod überstanden und bis zum letzten Augenblick in Liebe gesorgt, sich für Euch Kinder aufgeopfert ... Es muss uns immer an unser eigenes Ende denken lassen, welches bestimmt kommt, nur wissen wir nicht wann und wie. Im Tode beginnt unser eigentliches Leben für ewig, aber wie wenig wird daran gedacht, das irdische Leben nimmt uns allzu sehr in Beschlag ...«

Ein Stück rohes dünnes vergilbtes Papier, beidseitig eng und von Rand zu Rand mit Bleistift beschrieben, Buchstaben drei Millimeter hoch.

»Weißensonntag 1957

Mein lieber guter Hans und Irmgard und Kinder, zuerst hole ich noch meine herzlichsten Osterwünsche nach, denn ich habe nicht nur an Euch gedacht, sondern auch viel für Euch gebetet. Denkt Euch, ich war so glücklich, ich konnte die ganze Woche den allgemeinen Übungen folgen, soweit im Krankenstuhl möglich war. Ob es bei Euch noch so ist wie zu meiner Zeit? In den drei Ostertagen war das 40stündige Gebet. Nach den vielen Gebetsstunden gingen wir dann abends eine kleine Wanderung machen in Gottes schöner Natur ... Doch wie ist jetzt alles verweltlicht. Der eigentliche Wert des Festes verliert seine Wirklichkeit. Jesus, der unter uns ist, in jedem Tabernakel gegenwärtig, er wartet Tag und Nacht auf uns. Denn den Kreuzzug müssen wir gehen, der Heiland ist uns vorausgegangen. (...) Obwohl wir andere täglich sterben sehen, denken wir so wenig an unser eigenes Sterben, das viel näher ist, als wir denken.«

Eingelegt: ein Heiligenbildchen. Das Bild zeigt drei Kinder, zwei Mädchen mit langen Kopftüchern und einen Jungen, die in einer hügeligen Landschaft vor einem kleinen Baum knien, aus dem eine mit langem Kopfschleier weiß gewandete Frau aufsteigt. Ihre Hände sind vor der Brust gefaltet, sie umgibt ein Schein aus zitronengelbem Licht, umschattet von Rosa.

Blatt, 19 x 13 Zentimeter, liniert, mit Kugelschreiber beschrieben:

»9. Februar (59)

Lieber Hans und liebe Irmgard und liebe Kinder,

zuerst muss ich danken für Eure Segenswünsche zum neuen Jahr. Das lange Schweigen danach macht mich immer unruhig und sorgenvoll. Nur mit besonderer gütigen Erlaubnis von unserer ehrwürdigen Mutter darf ich mich erkundigen, da wir sonst in der Fastenzeit nicht schreiben ... Liegst Du noch zu Bett, Hans? Hoffentlich wird es mit Deinem Herzleiden doch besser gehen ...«

Zusatzzettel, 10 x 5 Zentimeter:

»... nun, lieber Hans und liebe Irmgard, ich hoffe wirklich mit großer Sorge um eine Nachricht, besonders, wie es mit dem Herzleiden von Hans geht ... mit vielen lieben Grüßen von Eurer kranken Tante Anna«

Blatt, 9,5 x 11 Zentimeter, ohne Datierung:

»... Die guten Schwestern haben mich wieder im Rollstuhl in den Chor gefahren, was für mich eine große Gnade ist, denn um keinen Preis möchte ich unsere hl. Messe missen ... Die heilige Messe ist das unendliche Opfer, wodurch wir alle Gnaden erlangen können für uns und für alle Seelen, die Gott im Tode von uns verlangen wird. Ja selbst für die Sünder, wenn sie sich bekehrt haben. Dann beginnt der heiße Kampf und das Ringen, um das zur Gewohnheit gewordene Sündenleben zu beherrschen. Um so vor Gotte und den Mitmenschen das Ärgernis wiedergutzumachen. Wie haben wir ja reichlich Gelegenheit durch Geburt und Sühne zu helfen. Leiden und Widerwärtigkeiten fehlen uns nie, und ich bete so oft: Herr, nimm doch gnädig mein Leben an als ein Dir wohlgefälliges Lob, Preis, Dank und Sühneopfer.«

Quadratisches Zettelchen, wirkt wie das Blatt aus einem Block Notizzettel.

»Liebste S.

... sende ich Euch meine Wünsche und muss nur immer Gott danken für jeden Gnadentag, dass ich mit Jesu bitterem Leiden und Sterben auch leiden darf für die Rettung all der Seelen, die Jesus im Tode von mir verlangen wird. Ja, er wird gewiss viel von mir verlangen. Ich darf teilnehmen an seinem bitteren Leiden und Sterben und opfere meine Leiden vereint mit seinem bitteren Leiden und Sterben dem himmlischen Vater auf zur Sühne für unsere Sünden und die Sünden der ganzen Welt, vor allem für die Sünden, die in unserer Familie geschehen sind… liebste S., ich bin auf dem Leidensbett, und das Schreiben geht sehr, sehr leidlich. (…) Gott will das Leiden trotz der sorgsamsten Pflege um mich.«

Kleines Bild, 5 x 5 Zentimer, aus Geschenkpapier gefaltet. In einem Fenster sieht man die Zeichnung eines Mädchenkopfes mit einem Kranz aus Rosen, von dem ein dünner weißer Schleier über die Schultern fällt. Hintergrund aus getrockneten braunen Blütenblättern, Aufdruck hinten: »H. Theresia v. h. Kindje Jesus«

Blatt mit einem Gedicht

Hostie zur Hostie!

So wie die Hostie möchte ich sein,
so unscheinbar gering und klein
Ein Schleier, der Gott selbst verhüllt,
der diese Brotgestalt erfüllt

Darum, kleine Hostie, mach mich klein
Lehr mich ein Kind der Demut sein,
dann kehr Du gerne bei mir ein,
ich bin die kleine Hostie Dein

Die Besuche bei Tante Anna waren Highlights meiner Kindheit. Warum? Es waren Ausflüge mit dem neuen

Auto! Einsatz des lange ersehnten VW Käfers. Es gab eigentlich nur drei Ziele für solche Tagesausflüge – entweder die Eifel, zum Picknick am Rand des einsamen Totenmaars, dazu Nudelsalat mit Erbschen im Ginster; oder zum Schwimmen in die Ruhrtalsperre, die mein Vater mit verschwenderischer Bewunderung als technische Hochleistung pries und die ich wegen der im schwarzen Wasser liegenden glitschigen Steine fürchtete, auf denen ich einmal ausgerutscht war und mir ein Schienbein blutig aufgerissen hatte. Tja, und dann eben nach Holland, ins Kloster.

Kloster, das hatte den Gruselfaktor. Man ging am Fluss entlang, nachdem das Auto mit viel Aufwand geparkt worden war, immer ein heikler Punkt. Einmal, als Papa gerade einparken wollte, bremste hinter uns ein Holländer und brüllte irgendwas mit Scheißdeutsche. Das jedenfalls konnte man auch ohne Holländisch verstehen, und Papa setzte schnell wieder zurück aus der Parklücke und fuhr eilig weiter und murmelte irgendwas, von was wir den Holländern angetan haben.

Nun, 220 000 Tote. 300 000 Zwangsarbeiter ins Reich verschleppt, 120 000 ermordete Juden, aber so präzise redete man kurz nach dem Krieg natürlich noch nicht darüber. Immer war es jedenfalls kalt, man trabte bibbernd entlang einer endlos erscheinenden Mauer zu der einen Stelle, an der eine Art schmale, schäbige, leicht zu übersehene Stalltür eingelassen war. Daneben hing ein Klingelzug. Papa zog, und es machte Klingeling.

Eine mürrische alte Frau öffnete und stapfte durch den Garten, dann eine Treppe hoch und wir im Gänsemarsch hinterher, über viel merkwürdig riechendes Linoleum in undefinierbarer Farbe, also wie bräunlicher Schleim. Endlich war man in einem Zimmer, in dem zu warten war. Meistens musste dann noch einer von uns oder tat so und durfte dann auf das Klo, das im Flur in einem braun gestrichenen Wandschrank untergebracht war, aus Kinderperspektive nichts weniger als eine Sensation.

Das Wartezimmer war bis auf ein paar Stühle ganz leer, sie standen im Halbkreis vor einer Wand, die einen großen Ausschnitt hatte, etwa wie zu Hause auf dem Dorf das Schaufenster beim Metzger. Er war aber nicht durch Glas, sondern durch ein dreifaches Metallgitter gesichert. In der Mitte ein Spalier von Eisenstangen vom Umfang eines Männerdaumens, dann auf jeder Seite, also rechts und links von den mittigen Eisenstangen, ein Scherengitter, das an den Schnittstellen mit eisernen Dornen gespickt war, ähnlich wie man sie auf einer mittelalterlichen Schleuderwaffe sieht. Der Mauerausschnitt hatte zum Nachbarzimmer hin einen dicken roten Vorhang, hinter dem man, wenn man nur lange genug geduldig gewartet hatte, ein leises Huschen und Tuscheln hörte. Dann wurde es still. Der Vorhang wurde aufgezogen. Und da saß sie – unsere Tante Anna!

Sie sah ein wenig aus, wie heute eine streng gläubige Muslima aussieht. Schwarzes Kleid, darüber ein langer schwarzer Schleier, der vom Kopf weit herunterfiel. Die Stirn war mit einem kleinen weißen Tuch verdeckt, dem man ansah, dass es schon oft gewaschen und eifrig gebügelt worden war. Eigentlich war nur ein kleiner Gesichtsausschnitt zu sehen, die wässrigen Äuglein, kleine Nase, der vom Alter weich geknetete lächelnde Mund. Und die Hände natürlich. Die Hände streckten sich uns entgegen.

Da auch wir ans Gitter getreten waren, wie sie vorsichtig, also nicht zu nah natürlich, wegen der Eisendornen, streckten auch wir die Arme aus und schürzten die Finger zu Pfötchen, wie auch sie es auf ihrer Seite getan hatte, und dann reichten unsere Pfötchen zwar nicht ganz zur anderen Seite, aber immerhin doch so weit hinüber, dass wir Tante Annas Fingerspitzen berühren konnten. Wir ruckelten dann ein bisschen mit unseren aneinandergelegten Fingerspitzen, ein spatzenhafter Ersatz für Händeschütteln, und dazu lächelten wir, was das Zeug hielt.

Tante Anna interessierte sich für alles. Was wir in der Schule machten und ob wir auch in den Schulgottesdienst gingen und sonntags in das Hauptamt, und das Dorf und unser kleiner Hund und alter Hof und der Garten, die Blumen, das Gemüse. Die Nachbarn. Der Pfarrer, seine Haushälterin, dieser Drachen etc. Ab und zu geschah es, dass es plötzlich Wusch machte, und eine andere Nonne war hineingehuscht oder sogar noch eine zweite, dann gab es viel Gekicher, und immer erzählten sie von der Kletterrose, die ihnen mein Vater mitgebracht hatte, ein Steckling von der Rose am Hof, ihrer alten Heimat, und es schien, dass sie hier, unter Gottes und der Schwestern aufmerksamen Augen, einfach prachtvoll gedieh.

Und sie versicherten immer wieder, dass der ganze Orden für uns betete, besonders an Feiertagen, und sogar für die mütterliche Verwandtschaft in Hannover, obwohl die eigentlich protestantisch war. Schon als kleines Kind begriff ich, dass dies eine ganz besondere Weite des Herzens zeigte, hier in der Enge dieses Nonnengefängnisses. In unserem katholischen Dorf konnte es immerhin geschehen, dass die Dorfkinder hinter uns herhüpften und voller Häme kreischten: Ihr seid evangeeeeelisch, ihr seid evangeeelisch! Obwohl doch nur unsere Mutter evangelisch war, weil sie aus Hannover kam, eine Region Deutschlands, die wir im Religionsunterricht lernten, »Diaspora« zu nennen.

So nett und süß Tante Anna und ihre Schwestern waren, wenn es vorbei war, war da auch immer ein wenig Erleichterung – gemischt mit einem kleinen Schuldgefühl. Bei meinen Eltern schlug das insofern durch, dass sie sich ganz untypischerweise sofort zu den Geschäften im Stadtzentrum aufmachten und verschwenderisch eingekauft wurde wie sonst nie, es schien dann im Laufe der Jahre beinahe so, als wäre der Besuch im Kloster nur ein obligatorischer Schlenker, der endlich auf einer Direttissima im Geschäft mündete. Dort legten sie hemmungslos los, was insofern verständlich war, da es in Maastricht, wie überhaupt in Holland, und nur da und nicht in Deutschland und schon gar nicht auf dem Dorf, natürlich diese tollen Schokoladenläden gab. Unsere Favoriten waren Trüffel.

Kleine Papiertruhen aus Pappe wurden erstanden, oben falteten sich die Seitenlaschen in einer hübschen Rundung übereinander, und in diesem Gehäuse befanden sich die herrlichsten Kostbarkeiten, die schon in der Form vorwegnahmen, wie meine Eltern, unterstützt durch den Genuss so vieler Trüffeln, schließlich werden sollten: kugelrund.

Die kleinen Truhen hätte man an der Grenze anzeigen müssen und natürlich verzollen, weshalb unsere Eltern sie im Auto unter Sitze und Decken schoben und uns wiederholt und bei jeder Wiederholung in einem strengeren Ton ermahnten, bei einer eventuellen Zollkontrolle nichts, wirklich *gar nichts* zu sagen. Nicken und Schlucken. Kein Wort! Wir kamen zur Grenze, das Seitenfenster rollte herunter. Herzrasen. Die Zollbeamtenkappe schob sich in den Wagen. Hitzewallung am ganzen Körper. Ob wir etwas zu verzollen hätten? Die Kinder, wie ein einziger Schrei: »NEIIIIIN!« Er zog sich mit dezentem Lächeln zurück und winkte uns durch.

Mag sein, es hatte mit den Trüffeln zu tun. Jedenfalls später, als wir groß genug waren, das Gymnasium zu besuchen, das in der Nachbarstadt von Nonnen geführt wurde, und die Religions-Nonne in unerbittlichen Rekrutierungsversuchen die vor ihr sitzenden Schülerinnen weichklopfen wollte, sich für ein Leben im Kloster zu entscheiden, da dachte ich natürlich an die Exkursionen zu Tante Anna: »Ihr werdet es merken, wenn Gott euch ruft! Und falls ihr nichts merkt oder etwa merkt, dass ihr euch innerlich sträubt gegen ein Leben für den Herrn, dann ist gerade das ein untrügliches Zeichen – Gott hat euch gerufen!«

Ich hatte deswegen viele bange Nächte, in denen ich sicher spürte, wie sich alles in mir sträubte, mein Leben, wie Tante Anna es getan hatte, hinter Klostermauern zu verbringen, auf stinkendem Linoleum, das Klo in einem Schrank, und mich zugleich davor fürchtete, wie angedroht, eine Ewigkeit im schmerzenden Feuer der Hölle zu brennen als Strafe für die Missachtung von Gottes Ruf – am Ende siegten die Trüffeln, Gott sei Dank.

V2 oder Papas Wunderwaffe

Aus einer weinroten ledernen Dokumentenmappe mit abgerissenem Schloss.

Zwei Blatt Papier, eines ist dünn wie Seidenpapier, das andere fest und rau wie Löschpapier. Beide stark vergilbt.

Briefkopf: Elektromechanische Werke G.m.b.H. Werk Halle/Saale

Überschrift: Zeugnis

»Herr Dr. Hans Mayer war vom 1.6.43 bis 1.4.45 vom Geodätischen Institut der Technischen Hochschule Hannover zu den Elektromechanischen Werken G.m.b.H. (vormals Heeres Versuchsanstalt Peenemünde) kommandiert.«

Aufgabengebiet: »Mit zusammen 34 Arbeitskräften wurde in einer Gruppe die Auswertung der Kinotheodolitvermessung, in der zweiten Gruppe die Auswertung der elektrischen Vermessung ausgeführt. Die wesentliche Aufgabe dabei war die Bestimmung der Raum-Zeit-Koordination des Flugkörpers und, daraus abgeleitet, Geschwindigkeits- und Beschleunigungsverlauf ... Auf den Gebieten der höheren Geodäsie und der Kartenprojektion waren die von Dr. Mayer wichtigen Arbeiten die Zusammenstellung der geodätischen Schießunterlagen für große Entfernungen ...

Die Leitung dieses umfangreichen, teilweise neuartigen Aufgabengebietes erforderte eine volle Beherrschung der wissenschaftlichen Möglichkeiten,

Tatkraft, Umsicht und eine straffe Leitung der einzelnen Arbeitsgruppen. Dr. Mayer erfüllte durch zielbewusstes Auftreten diese Voraussetzungen in hervorragendem Maße und baute aus kleinen Anfängen durch gewissenhaften Einsatz und ausgezeichnete Organisationsfähigkeit die Auswertegruppe zu einer leistungsfähigen und zuverlässigen Arbeitsgemeinschaft aus.

Sein sympathisches Wesen machte ihn zu einem allseitig geschätzten Mitarbeiter. Bei einer Wiederaufnahme der Arbeit unseres Betriebes hoffen wir auf eine erneute Zusammenarbeit.«

Unterschrieben i.A. Dr. Bunmann gez. Dr. Hellmut Schmid, Abteilungsleiter (ohne Datum)

Gravity's Rainbow. Der Titel des berühmten Romans von Thomas Pynchon klingt poetisch und leicht – aber *Gravity's Rainbow* beschreibt die Geschossbahn der V2, Hitlers Wunderwaffe, die als experimentelles Projekt begonnen hatte und ihren Ingenieuren lebenslang einen Kometenschweif von Selbstbewusstsein hinterließ. Nie zuvor hatte es eine Waffe gegeben, die aus eigenem Antrieb flog. Sie war das Ergebnis, schreibt der Historiker Philipp Aumann, einer Entgrenzung des Denkens, einer Entgrenzung des Sozialen, von Politik und Wirtschaft, Militär und Wissenschaft, sie sollte in der Lage sein, überall zuzuschlagen, was auf eine Entgrenzung des Räumlichen zielte, nicht zuletzt auf eine Entgrenzung des Moralischen. Ein fiebriger Traum in einer Kriegsphase, in der sich nach der Katastrophe von Stalingrad 1943 der

Untergang des »Tausendjährigen Reichs« abzeichnete und seine Feldherren sich in den Wahn steigerten, alles noch herumreißen zu können – durch diese eine wundersame Waffe. Aggregat 4, Propagandaname – nach Goebbels – »Vergeltungswaffe 2«, kurz: V2.

In der Fertigung dieser Waffe kamen Zehntausende von Zwangsarbeitern zu Tode in den eisigen feuchten Arbeitsstollen des südlichen Harz, im Konzentrationslager Mittelbau-Dora, in der das technische Wunderding unter primitivsten Bedingungen gefertigt wurde. Die V2 gilt als die einzige Waffe der Welt, bei deren Produktion mehr Menschen starben als durch ihren Einsatz. Von den 60 000 Verschleppten aus Polen, Russland, Frankreich, dem Baltikum, Belgien, der Tschechoslowakei, Holland, Ungarn starben 20 000 unter bestialischen Bedingungen – verhungert, totgeschlagen, erhängt.

Die V2 war in der Heeresversuchsanstalt Peenemünde auf der Ostseeinsel Usedom entwickelt worden, nach deren Bombardierung im August 1943 durch die Royal Air Force wurde das Projekt in die Bergstollen des Harz, nach Nordhausen verlegt, um dort von KZ-Häftlingen in Serie produziert und schließlich von ihren Basen in Holland 100 Kilometer hochgeschossen zu werden. Schneller als der Schall! Sie kam dann in einem weiten Bogen herunter, ein 14 Tonnen schweres Geschoss, vollkommen lautlos. Das machte aus der Wunderwaffe eine Terrorwaffe. Zeitzeugen beschreiben immer wieder den Horror eines sich unbemerkt nähernden, deshalb unvorhersehbaren Todes. Von der V2 wurden etwa 3200 Stück abgeschossen, ein Drittel explodierte in der Luft. Etwa 2000 Raketen erreichten ihre Ziele. London. Oder Antwerpen. Für ihre Opfer kamen sie aus dem Nichts, dann brach die Hölle los.

In Thomas Pynchons *Gravity's Rainbow* beäugt ein Soldat in England besorgt den Himmel: »Pirat steht in der Toilette und pißt, sein Kopf ist völlig leer ... Weit drüben, im Osten, unten am rosa Himmel, hat soeben irgend etwas leuchtend hell aufgeblitzt, ein neuer Stern, nicht weniger als das. Er beugt sich über das Geländer, um zu beobachten. Schon hat sich der strahlende Punkt zu einer kurzen vertikalen Linie ausgewachsen. Muß irgendwo da draußen über der Nordsee sein ... so weit mindestens ... Das ist die neue, diese Top-Secret-Raketenbombe der Deutschen.«

Das erste Mal hörte ich von der verheerenden Wirkung der V2, als ich in England war, in den ersten Studienjahren. Ich hatte in England einen Freund, eine Zeit lang sah es so aus, als würde ich mit ihm in England leben, auch wenn seine Mutter das skeptisch sah. Im Kampf gegen die Deutschen waren ihre beiden Brüder umgekommen. Dann erinnerten die Zeitungen an einen schrecklichen Tag. Am 25. November 1944 hatte eine V2 um 12.26 Uhr einen Woolworth in New Cross im südöstlichen London getroffen und 168 Menschen getötet. Viele Menschen waren an diesem Samstag, dem 25. November, dort zusammengelaufen, weil das schönste Wetter war und zugleich eine Sonderlieferung von Töpfen eingetroffen war. Es war Lunch-Zeit, und viele Kinder, die in den benachbarten Bädern zum Schwimmen gewesen waren, wurden im Woolworth abgefüttert.

Die Zeitungen listeten die Toten auf. Kathleen Fitzpatrick, 31, und ihre dreijährige Tochter Carol und Ivy Brown, 31, mit ihrer 18 Monate alten Tochter Joyce und der zwölfjährigen Sylvia; auch Julia Clover, 28, mit ihren Kindern Michael, 18 Monate, und Sheila, sieben Jahre alt. Es starben viele Paare, Väter mit ihren Söhnen, alte Frauen mit ihren nicht mehr so jungen Töchtern, 168 Menschen, darunter 24 Tote, die nicht mehr zu identifizieren waren.

Der Artikel in der englischen Tageszeitung war ein Schock. Ich war der Überzeugung gewesen, die V2, Hitlers ersehnte Wunderwaffe, sei gar nicht zum Einsatz gekommen. Ich hatte das geglaubt, weil ich es aus erster Hand hatte, von meinem Vater, der doch, als Assistent der Technischen Hochschule Hannover an die Wehrmacht abkommandiert, an der Entwicklung dieser Rakete beteiligt gewesen war; eine Episode seines Lebens, die in unseren Familiengesprächen mit den üblichen immer wieder so gern wiederholten narrativen Versatzstücken bestritten wurde. »Wie gut, dass die V2 nicht mehr zum Einsatz kam!«, hieß es dann. Oder: »Wäre sie fertig geworden, hätte Hitler womöglich gesiegt, und die Geschichte sähe anders aus.«

Noch heute habe ich den Sound des Stolzes auf dieses Projekt im Ohr, der durchschlägt, die noch

Jahrzehnte nach dem Zusammenbruch widerständige Fantasie, die sich an die Idee hängt, dass man es doch beinahe, also fast, dann aber ganz bestimmt, allen gezeigt hätte. Das schnelle Wegducken dann, dieses: Ist ja glücklicherweise nicht passiert. Es war aber leider anders.

Am 8. März 1944 traf eine V2 auf den Smithfield Market, riss den Boden ein, sodass die Menschen in die Bahntunnel darunter fielen. 110 Tote. In einem Kino in Antwerpen starben 567 Menschen in der Folge eines V2-Schlags. Die V2 tötete rund 8000 Menschen in Europa, obwohl es immer wieder technische Mängel gab. Oft war sie über London hinweg-, über das Ziel hinausgeschossen, landete dann bis zu 30 Kilometer außerhalb der Stadt und nicht, wie geplant, mitten in der Großstadt. Flugbahn-Fehler. Mühsame Neuberechnung. Das also war sein Spezialgebiet. Gravity's Rainbow. Ob er zu seinen Berechnungen den eleganten weißen Rechenstab einsetzte, den er immer einsetzte, wenn es auch nur das Geringste zu kalkulieren gab, der Spritverbrauch des neuen Autos, die Krümmung des von ihm entworfenen Gartenmäuerchens als Begrenzung der weit geschnittenen Terrasse, das er in Naturstein selber hochzog?

Wenn mein Vater von der V2 erzählte, war es spürbar, dieses Bewusstsein, zu einer Avantgarde zu gehören, die an einem Flugobjekt gearbeitet hatte, das auf dieser eleganten Kurve direkt in die Zukunft flog. Die Faszination, die von technischen Entwicklungen ausging, gehört bekannterweise zum Fundus der ideologischen Versatzstücke, mit denen die Ideologie der Nationalsozialisten klug spielte und die noch in die Nachkriegsjahre diffundierte, in denen mein Vater einen Lehrauftrag an der Hochschule wahrnahm, um über die Vermessung von Kurven zu dozieren. Die V2 als wissenschaftliches Projekt war ein Phantasma, das zu entkräften bis heute kaum gelang. Mein Vater jedenfalls liebte es, eine tolle Schote zu seinen experimentellen Messungen zu erzählen, über die er eine zweite Doktorarbeit geschrieben habe. Er, der schon in der Grundausbildung als »der Herr Doktor!« von seinen pöbelnden Vorgesetzten schikaniert worden war – »Wo ist der Herr Doktor? Ab in die Latrine! Putzen!« – und jetzt, mit so einem Projekt, eine zweite Doktorarbeit! Sie sei, so die Schote, gerade fertig gewesen, als die Front näher an den Harz heranrückte und sie überrollte, das KZ in Nordhausen, die Tunnel am Kohnstein, das Hauptquartier der Elektromechanischen Werke EMW in der kleinen lauschigen Fachwerkstadt Bleicherode. Er habe eine Kopie im Garten seiner Unterkunft in diesem Nest Friedrichslohra vergraben und eine der Wirtin gegeben, mit der eindringlichen Bitte, sie zu verfeuern, sollte der Feind näher kommen. Der Feind! Das waren, in der Stunde des Zusammenbruchs, für ihn noch immer die Alliierten. Ganz Papa, der selbst Vorsicht noch auf pingeligste Art umzusetzen pflegte.

Als dann die Panzer der Amerikaner die engen Straßen runterdröhnten, habe er sich auf ein Fahrrad geworfen, um sie zu überholen, teilweise halsbrecherisch durch den Straßengraben turnend, die kleinen Hügel hoch und runter, um vor dem Feind da zu sein. Und als er bei der Wirtin zur Tür reinstürzte, habe sie am Herd gestanden, aus dem Flammen loderten, die Hände vors Gesicht geschlagen und geschrien: »Zu spät, Herr Doktor!« Große Augen aller Zuhörenden.

Zu denken, dass er sein Leben riskierte, um zu verhindern, dass die V2-Unterlagen den Amerikanern in die Hände fallen könnten, die gerade den europäischen Kontinent von den Nationalsozialisten befreiten … Oder war es andersrum – dass er seine Papiere suchte, um sich mit ihnen dem »Feind« anzudienen? Als er indes, wie nicht wenige aus dem Team von Wernher von Braun, das Angebot aus Amerika erhielt, dort weiter zu forschen, habe er sich, erzählte er immer wieder gern am Abendbrottisch, erst mal erkundigt, wie die durchschnittliche Temperatur in Arizona sei, und dann dankend abgelehnt. 40 Grad! Das war ihm zu heiß. So wurde er ein deutscher Beamter.

Seine Faszination für technologischen Fortschritt schlug immer wieder durch. Modernste frühe Computer wurden für sein Amt angeschafft, was zu einer Fehde mit seinen Vorgesetzten führte, worauf er seine Technikbewunderung in der sorgfältigen Auswahl der Hi-Fi-Anlagen austobte oder dem Studium seiner Rolleiflex widmete, Fotografie auf höchstem Niveau im 6x6-Format. Ab und zu bot er an, den Kindern, diesen Mathe-Versagern, bei den Hausaufgaben zu helfen. Dann erstellte er mit seiner zarten peniblen Handschrift in Windeseile feine Zahlenkolumnen. Wir verstanden gar nichts.

Wir hatten auch lange nicht verstanden, wie genau man sich das vorzustellen hatte, Peenemünde, das hochkarätige Forscherteam, die Entwicklung neuer Raketentypen, die Produktion im Bergstollen. Einmal, auf einer Fahrt durch den Schwarzwald, in einem alten Bauerngasthof, stieß ich in der Lokalzeitung auf ein Interview mit einem amerikanischen Forscher, der den engen Zusammenhang der Raketenentwicklung und dem Bau der Prototypen erläuterte. Unmöglich, erklärte er, an der Entwicklung dieser Raketen beteiligt gewesen zu sein und von der Hölle von Dora nichts gewusst zu haben.

Dora? Als ich das las, war mein Vater schon tot, man konnte ihn nicht mehr fragen. Meine Mutter wurde befragt und gab an, sie könne es sich nicht vorstellen, dass ihr Mann dort beteiligt gewesen sei, sie hätten allerdings nie über die Kriegszeit gesprochen. Sie sagte, er sei doch dann im Harz gewesen, nicht mehr in Peenemünde, sie hätte ihn sogar dort besucht. Sie habe nichts gesehen. Er habe nichts gesagt.

Schwer, sich vorzustellen, wie so ein Besuch im Harz aussah, wo sich eine KZ-Landschaft von mehr als vierzig Einrichtungen verdichtete, niemand in den bilderbuchhübschen Ortschaften, kann man in der Gedenkstätte zum KZ Dora lesen, der nicht das alltägliche Spektakel miterlebte, wie schwankende stöhnende bleiche Gestalten in Zebra-Kolonnen mit Waffen durch die Straße getrieben wurden.

Nie darüber gesprochen? Vielleicht. Und doch, auf gewisse Weise, irgendwie hatte etwas in ihm doch immer von dieser Erfahrung gesprochen – davon, an einem Ort zu sein, an dem Tausende von Menschen zu Tode geschunden wurden, armselige, stinkende, verhungernde Gestalten, und wenn sie sich zur Wehr setzten oder in den Verdacht gerieten, Sabotage zu planen, mit Holzknebeln gefesselt, langsam in ihren Halsschlingen hängend an den elektrischen Kränen hochgezogen wurden, dreißig Männer nebeneinander, die ansonsten der Fertigung der Wunderwaffe dienten, und dort, vor den Augen aller Häftlinge, minutenlang zappelten, bis sie tot waren. Er hatte diese verbalen Ausbrüche gehabt, irgendetwas triggerte sie, keiner wusste, was, aber dann brach es aus ihm heraus.

Voller Wut, mit Ingrimm, wild tobend hatte er seinen verlegenen Kindern erläutert, sie müssten immer davon ausgehen, dass alle Menschen Bestien seien. Alle! Einfach alle Schweine! Die Menschen! Alle fähig zu unbeschreiblichen Gräueltaten, wütete er dann, in der Stimme überschlugen sich Grauen und Ekel, und verlangte von uns, jeden Menschen zu fürchten, bis zum Beweis des Gegenteils. Das hatte etwas Rasendes, und wir machten uns dann davon, und niemandem fiel ein zu fragen, was er denn damit meinte, auf welche Erfahrungen er sich stützte. Und war nicht sowieso immer von Peenemünde die Rede gewesen, von Usedom, also über 500 Kilometer von Thüringen, wo er damals lebte, entfernt? So täuscht man sich selber.

Antrag auf Entschädigung von Kriegsschäden vom 24. November 1950

Fundort: Pappkladde mit Aufdruck »Rheinisches Pferdestammbuch e. V. Eintragsschein und Stallbuch 1935 für Stute«

Darin befinden sich abgeheftet zwei große Blätter, die oben mittig je ein Fohlen zeigen. Umlaufende Schmuckleiste. Bescheinigt wird der Besitz je eines Fuchsfohlens mit weißer Blesse, Vater Inquisator von Neffelbach etc.

DIN-A5-Blatt, Quittung Musikunterricht an »Schüler Mayer«, Mai bis August, 127 Reichsmark 85 Pfennig.

Zwei Rechnungen einer Baumschule für Bernhard Mayer, meinen Großvater, den Bankdirektor in Zell/Mosel, es geht um die Lieferung von Kirschbäumen, Johannisbeersträuchern, vier Rosen, Spalierananas, Mirabellenbäumchen, Winterbirne Spalier und ein Apfel Goldparmäne.

Zusammen abgeheftetes Bündel Papiere verschiedener Größen.

DIN-A4-Blatt mit Auflistung von »Kriegsschäden« in sauberen Spalten mit spitzem Bleistift akkurat notiert. a. Kleidung, b. Berufsausrüstung.

Der *Antrag auf Kriegsentschädigung* an die Steuerbehörde Hannover ist getippt auf dünnem Durchschlagpapier. Angezeigt wird:

»Verlust: 1 elektronische Rechenmaschine, 1 Photoapparat, 1 Armbanduhr, 1 Dreikant Messstab, 1 Rechenschieber – Wert 1939: 1203 RM, Wert 1950: 2510 RM)«

»…melde ich hiermit meinen Kriegsschaden an, den ich bei Kriegsende durch Plünderung in Friedrichslohra bei Bleicherode (Thüringen) gehabt habe. Der Schaden ist durch Plünderung im Hause D., verwitwete Z., in Friedrichslohra bei Bleicherode (Thüringen), Post Niedergebra, wo ich bei Kriegsende wohnte, bei Einzug der Besatzungstruppen entstanden.«

Es gibt ein Foto von ihm aus dieser Zeit, in der das »Tausendjährige Reich« zu Ende geht. Es zeigt ihn in einem Tarnanzug vor einer niedrigen Tür, die die Tür eines Bauernhauses sein könnte. Die Hände stecken in den Taschen, auf dem Kopf trägt er eine schwarze Mütze. Mal schaut er frontal in die Kamera, mal ist sein Körper ein wenig gedreht, und er blickt nach vorn. Ein Selfie, schätze ich. Er sieht schick aus, man könnte sagen, er posiert. Neckisch. Nicht uneitel. Das Foto steckt in einem kleinen braunen Kuvert mit der Aufschrift: Friedrichslohra/Kriegsende.

Bescheinigung / »Persilschein«

Dünndruckpapier, einzeilig betippt.

»Herrn Dr. Hans Mayer habe ich bei der Truppe kennengelernt und ihn genau kennenzulernen über ein Jahr Gelegenheit gehabt.

Bezüglich seiner politischen Einstellung kann ich

bezeugen, daß er ein entschiedener Gegner des Nazi-Regimes war und diese Einstellung auch nicht verbarg. Er ist mehrfach von scharfen Nazis gewarnt worden, seine antinazistischen Reden weiter zu halten, und nur seine sonstige tadellose kameradschaftliche Haltung hat jene Nazis von offiziellen Schritten zurückgehalten. Diese seine Ablehnung des Nationalsozialismus war so tief und weitreichend, daß er auch, was nicht bei allen Anti-Nazisten der Fall ist, den Militarismus mit in seine Kritik hineinzog. Trotz seiner geistigen und vor allem seiner körperlichen, sportlichen Gaben legte er jederzeit eine so unmilitärische Haltung an den Tag, daß er es zu keiner bedeutenden Charge, außer der des Unteroffiziers, gebracht.

Mehrmals war ich Augenzeuge, wie er von Vorgesetzten, deren Befehle er lässig weitergab, gemaßregelt wurde. Bezüglich seiner religiösen Einstellung – er ist Katholik und ich Lutheraner – kann ich bezeugen, daß er unter Hunderten der einzige war, der mit mir in die dort zur Zeit nur stattfindenden evangelischen Gottesdienste ging, was, wie überhaupt seine Freundschaft mit mir, dem Theologen, ohne Weiteres auch als Ablehnung des Nationalsozialismus gedeutet wurde.

Melle, d. 9. 4. 1946 Wilhelm Koch, Pastor ev. «

Film und Frau

Es handelt sich um einen kleinen Stapel von Magazinen, die ein halbes Jahrhundert alt sind und doch noch immer Luxus ausstrahlen. Schon weil sie so großformatig sind und Titelblätter haben, die mit handbreiten Goldbändern dekoriert sind. Sie liegen im Schlafzimmer, etwas versteckt. Abends, allein im großen Wohnzimmer, blättere ich diese Luxusmagazine durch. Gefühl, als würde ich mit jedem Umblättern des Hochglanzpapiers mit Schwung in eine andere, in die schöne Nachkriegswelt befördert. So mag es auch den Eltern ergangen sein.

Titel: *Film und Frau*, es sind Ausgaben aus den Jahren 1962, 1963, 1964, und sie zeigen, wie weit Papa und Mama doch schon in ihrem Selbstbild gekommen waren, was in diesen Reportagen über neue Villen beharrlich der »Bauherr und seine Frau« genannt wird. Typischerweise ist *er* in diesen Heften Architekt, *sie* webt farbige Wandteppiche. Interessant, wie sich dieses Motiv der webenden Hausfrau durch die Jahrtausende durchschlägt, das alte Penelope-Muster, die so gern beschworene griechische Kultur – bis in die Coffee-table-Magazine der hochpolierten Nachkriegsära, selbst noch in den nach einem neuen Denken strebenden Bauhausentwürfen, überall webt die fleißige Hausfrau, selbst noch nach dieser Zeitenwende.

Die gezeigten Häuser sind nicht selten flach gezogene Bungalows, »nach allen Himmelsrichtungen offen«, wie es immer und immer wieder heißt. Man sieht eine sich ungeschützt ausstellende Sehnsucht, in die Natur zu diffundieren, ja, sich dort, im Grün, aufzulösen, darin unterzutauchen und zu verschwinden, »das Haus darf kein Fremdkörper in der idyllischen Landschaft sein«. Landschaften werden jetzt glücklicherweise nicht mehr im Militärverband, sondern zivil reisend erobert, es sind Kulturexpeditionen, durchexerziert von kultivierten Bürgern der neuen deutschen Republik, und schon stehen in ihren neuen Häusern Regale bereit, auf denen die Trophäen zu präsentieren sind: Amphoren, Schalen, Körbe, immer auch ein bisschen Alabaster, heißt es voller Erwartung in den Bildunterschriften.

Die Einrichtung wagt sich vor in eine Beschwingtheit, die an den doch gerade noch so verpönten Jazz der Vorkriegszeit erinnert. Alles plötzlich so leicht hier. Man sieht auf der Terrasse flippige Fox Chairs aus gebogenem Rattan von Viggo Boesen und den Butterfly Chair, als hätten sie sich dort gerade probeweise niedergelassen, drinnen sitzen freche Panton-Sesselchen in Tütchenform auf der neuen plüschigen Auslegware, die ja auch in unser Wohnzimmer fand.

Für den Hausherrn ist typischerweise ein Arbeitszimmer vorgesehen, weniger der ernsthaften Sorte, sondern eher das Wohnzimmer um eine Zimmerflucht erweiternd. Bezüglich der Hausfrau wird gerne hervorgehoben, dass ihr in den ebenerdigen Flachdachhäusern das Aufräumen dadurch erleichtert wird, dass sie nicht mehr Treppen hoch, Treppen runter wieseln muss, und sowieso, heißt es in den benachbarten Anzeigen, nimmt »Dor« jetzt den Schmutz von ganz alleine weg, und die Constructa hat glücklicherweise auch den mühsamen Waschtag erledigt.

Neben einem modernen Herd sieht man auf hübschen Fotos die so ganz befreit wirkende Hausfrau im Kostümchen auf Kitten Heels in der Küche, ja, als wäre die nur ein Zwischenstopp auf dem Weg in einen schicken Job. Während sich die Dame des Hauses leicht vornüberbückt, um einen letzten Kontrollblick in den Ofen zu werfen, winkelt sie das linke Bein an und stellt es auf der Spitze des Fußes ab, eine adrette, wenn auch nicht ganz leicht durchzuführende Haltung, während für Damen, die in einem Sessel sitzen, gilt, dass sie die Beine von den Knien an in eine rassige Schräglage zu bringen haben, in der die Waden perfekt parallel ausgerichtet werden. Welche Eleganz! Und Leichtigkeit!

Kamine sind jetzt immer noch aus rohem Stein und werden als gemütlich beschrieben, als könnten sie so diesen kleinen Hauch von Obersalzberg vergessen machen. Stilistisch schlingern die Einrichtungen zwischen dem gerade noch so angesagten Volkstümlichen und dem nun schon verklärten Bauhaus, zwischen Schleiflack hier und dort einem Schlafzimmer namens »Bezaubernde Angelika«, das über sich hinauswächst, indem es sich von einem Twin-Zimmer zu einem Eheschlafzimmer verwandeln lässt (»mitwachsen über die Jahre«), was, nun ja, auch Geld sparen soll, noch ist es ja nicht so, dass die Finanzen bei solchen Bauherren so gar keine Rolle spielen. Dies ist der Sound der »Aufbaujahre«.

Überhaupt wird viel ausgebaut und erweitert, immer noch neuer Raum erobert, jetzt aber mit Charme. Ein Blick wäre zu öffnen, der Grundriss zu vergrößern durch eine Terrasse. Die Terrasse ihrerseits kann später mit einem Pool verlängert wie aufgewertet, ja, zu einer ganzen Wasserlandschaft aufgerissen werden. Das Gitter eines Babybetts transformiert sich schwuppdiwupp in ein kleines Bücherregal, der Wickelaufsatz verschwindet, und zutage tritt die kleine Kommode darunter. Auch der schwere Danziger Bauernschrank wechselt das Image. Stand er gerade noch für das mythische Altdeutsche, wird er jetzt zur Bar, er öffnet seine Tür zu einem gläsernen Glitzerkabinett. Es ist ein Triumph der Verwandlung, umweht von einem Hauch von Hollywood. Alternativ hat man im Keller zierliche Bar-Tresen, sodass die Gäste sich durch eigenen Augenschein vergewissern können, dass keine Leichen mehr herumliegen.

Die Redakteure sind weit gereist, um Anregungen für dieses schöne moderne deutsche Leben abzuholen: Comer See, Jütland und das Hinterland von Paris, Rotterdam und das Berner Oberland oder das neue Brasilia in Südamerika oder ein »Herrenhaus am Bodensee« oder ein Belvedere an Spaniens Küste oder einfach das Tessin. Die ganze Welt ist, simsalabim, schon wieder Freund. Die Weltläufigkeit setzt sich drinnen im Haus fort, wo etwa in einer Diele ein englischer Kinderwagen auf seinen großen imperialen Rädern steht, mit einem Tablett darauf wird er zu einem kleinen Teewagen degradiert. Ein Bett kann »dekorativ« sein, trägt Baldachin und Tuch mit einem klassischen Mäandermuster, als werde der große Feldherr Napoleon zurück von der Schlacht erwartet und müsse sich jetzt ausruhen. Historische Kachelöfen werden noch angepriesen, direkt neben der Braunkohlereklame, während eine Seite weiter im Wohnzimmer schon der ganze High-Fidelity-Schnickschnack steht.

Ich erkenne vieles wieder, tatsächlich verstehe ich erst jetzt die Spuren in unserem Zuhause zu lesen und begreife, mit ziemlicher Verspätung, wie sehr sich die Eltern ins Zeug gelegt haben, um auf der Höhe der Zeit zu sein, nun als moderne Bauherren. Ich erinnere mich an ihre Fiebrigkeit, als sie die neuen Dinge aussuchten. Die Tielsa-Anbauküche mit den pflegeleichten Plastikfronten und harten Stahlkanten. Auf dem Boden der unverwüstliche Pegulan-Kunststoff. In der Diele ein helles offenporiges Travertin, eine Impression, die Papa aus einem der Skiurlaube in Italien mitgebracht hat. Und der Clou der Küche, unsere erste Dunstabzugshaube, natürlich von Gaggenau, kam aber leider nie zum Einsatz, drei Jahrzehnte hing sie nutzlos herum, weil der erschlaffte Bauherrpapa es nicht schaffte, sie anzuschließen.

In wenigen Wochen wird man sie nun, noch jungfräulich, ohne Trallala herausreißen und entsorgen. Die Spüle aus rostfreiem Stahl, wie sie uns wundervoll erschien, so schnittig und glänzend. Nur unser Kühlschrank war lange Jahre noch dieser alte Bully von Bosch, der endlich zusammenbrach und durch ein kastiges Teil mit Temperaturzonen ersetzt wurde, kurz bevor Bullys wieder modern wurden. Im Keller stand die Constructa-Waschmaschine, die in diesen Magazinen heftig beworben wird, »im neuen Haus kein Waschtag mehr«, ersetzt später durch die gute Miele. Der Müll verschwand in den neuen Mülltonnen, die ihrerseits in Müllboxen verschwanden. So war Leben plötzlich wieder so herrlich aufgeräumt.

Es war die Zeit, in der die Hausfrauenrolle ihre Mühsal ablegte. Ausgerechnet BMW, sonst ganz schnittige Virilität, hat in diesen Heften eine Anzeige geschaltet, in der eine Frau am Steuer sitzt, die zum Kostüm weiße Handschuhe trägt. Mag sein, dass Papa sich daran ergötzt hatte, der immerzu, gerne vor Gästen, zu erläutern pflegte, dass Mama zwar den Führerschein habe, aber leider ja nicht fahren könne. Sie, mit dem Geld ihrer Eltern, kaufte sich heimlich einen kleinen Fiat, in Orange, und parkte ihn provozierend vor der Tür des neuen Eigenheims. Na, das brachte neuen Wind in ihre Diskussionen! Frieden war, in der Ehe, kein Zustand.

Konfetti

Ausgeschnittene kleine Verse. Die Papierschnipsel finden sich auf ihrem Schreibtisch in der Schale für Bleistifte, die eigentlich ein kleines Holztablett ist. Darauf, also in einer Ecke, haben sie sich gesammelt, als hätte ein Windstoß sie dorthin gefegt. Ein Konfetti des Todes.

> »Einschlafen dürfen, wenn man müde ist, und eine Last fallen lassen dürfen, die man lange getragen hat, das ist eine köstliche, eine wunderbare Sache.«
>
> *Hermann Hesse*

> »Still kam der Tod, wie ein Freund, nahm dich bei der Hand und führte dich heim.«

> »Das Leben ist ein Geschenk, das wir verdienen, indem wir es hingeben.«
>
> *Rabindranath Tagore*

> »Und meine Seele spannte weit ihre Flügel aus, flog durch die stillen Lande, als flöge sie nach Haus.«
>
> *Joseph Freiherr von Eichendorff*

> »Nur durch die Liebe und den Tod berührt der Mensch das Unendliche.«
>
> *Alexandre Dumas*

»Der Tod ist das Tor zum Licht am Ende eines mühsam gewordenen Lebens.«

Franz von Assisi

»Es wird vielleicht auch noch die Todesstunde uns neuen Räumen jung entgegensenden, des Lebens Ruf an uns wird niemals enden … Wohlan, mein Herz, nimm Abschied und gesunde.«

Hermann Hesse

Ich frage mich, wo sie wohl saß, als sie diese winzigen Schnipsel ausgeschnitten hat – an ihrem Schreibtisch, an dem sie in meiner Erinnerung eigentlich immer saß, vor den Aktenablagen, Briefen, Rechnungen? In der Küche, am Esstisch? Wo hatte sie sie vor sich ausgelegt und wie lange hat sie sie betrachtet, vielleicht mit ihrer Lupe, die einen hässlichen Plastikgriff in leuchtendem Türkis hatte? Wo saß sie, als sie sich der Unausweichlichkeit des Endes stellte? Wie war ihr zumute? Und hat sie lange gebraucht, um herauszufinden, welcher ihr wohl am besten gefallen würde für ihre Todesanzeige, so lange, wie ich nun darüber grübele?

FOTOALBEN

Sie stehen in dem Möbel aus dunklem hochglänzendem Holz unter dem riesigen Fernseher, noch Röhre natürlich, mit einem von gefühlt eineinhalb Meter ausragenden Hinterteil. Es sind fette Ringbücher, zumeist aus Lederimitat. Die Bände gibt es in den Farben Creme und Grün, in Blau oder Bordeauxrot mit messingfarbenen Eckbeschlägen oder goldfarbenen aufgedruckten Schmuckrändern. Sie fühlen sich kalt an und wiegen schwer in der Hand. Sie riechen, dumpf und muffig, es ist dieses Vergangenheitsaroma, das Beklemmung auslöst. Einige der Fotoalben haben einen Stoffbezug, über den Blümchen gestreuselt sind oder Mauersegler kurven in zackigen weißen Silhouetten auf Rot. Auf den Rücken haben die meisten Alben kleine aufgeklebte Zettel, auf denen Mama in ihrer kapriziösen Schrift die Themen notierte.

Neuseeland. Weltreise Nordroute. Peloponnes. Mexiko. Schloss Warnsdorf. Israel. China. Tegernsee. Norwegen. Korea. Mallorca. Kreta. Sri Lanka. São Paolo. Alaska. Wieder China. Noch mal China. Dakar. Teneriffa. Casablanca. London. New York.

Einmal, es war wohl das Jahr, bevor sie starb, ich besuchte sie für einen Nachmittag, da deutete sie auf die Batterie der Fotoalben und sagte: »Jetzt lese ich diese Namen, China, Mexiko, Amerika, und weißt du, was ich denke? Ich denke: Da soll ich gewesen sein?« Sie kicherte mit gespielter Albernheit, guckte aber ängstlich. Einige Monate später deutete sie auf die Alben und sagte, nun weniger schalkhaft, dafür eher traurig: »China? Ich frage mich: Was soll das heißen?«

Es stellt sich heraus, es sind zwei Reihen Fotobände. Und es gibt noch mehr, in einem anderen Regal, und noch ein Regal. Die Rede ist hier von tatsächlich 34 Bänden mit Fotos. Ich blättere mich nächtelang durch diese Wälzer, sie enthalten Kartonseiten mit angehefteter gelochter Plastikleiste, und darüber liegt Seidenpapier mit Spinnennetzmuster, das an die Alben unserer Kindheit erinnert.

Man sieht sehr viel Landschaft. Berge, Seen. Parkanlage. Schneegipfel. Meeresausblicke. Viele Strände. Ein kleiner Hügel, über den Teppichbeete in Weiß und Gelb fließen, als wäre ein Blütentellerrock ausgebreitet worden, obendrauf thront ein Pfauenkopf in Braun. Die Fotos sind bereits verblichen, dabei sind sie ja erst zwanzig oder dreißig Jahre alt, aber anders als die Fotos meiner Kindheit in den Fünfziger- oder ihrer Jugend in den Vierzigerjahren – kleine Schwarz-Weiß-Teile –, sind diese schon so matt, als eilten sie ihr nach auf dem Weg ins Vergessen.

Die Bilder zeigen eine Welt, von der ich nur am Rande etwas mitbekam. Kaum zu glauben, dass sie als Realität in derselben Familie existierte, eine Seniorenwelt des ausschweifenden Hedonismus, in derselben Zeit, in der die Tochter also um sechs Uhr aufstand, das Frühstück richtete, die Kinder aus dem Bett lockte, sie bis um acht aus dem Haus schaffte, zum Arbeitsplatz heizte, abends zurück, Essen, Bettrituale, gegen Mitternacht die letzte Wäsche aufgehängt, die neue Ladung eingelegt usw., dieser ganze gehetzte, besinnungslos eilige Familienwahnsinn. Wie weit sie fort gewesen war von uns, auf ihren Fernreisen. Und wir von ihr, wie wenig wir da voneinander wussten.

Die meisten Bilder zeigen, ungeachtet der allgegenwärtigen Beschwörung einer drohenden globalen Überbevölkerung, eine Welt fast ohne Menschen. Sie hat sich wohl große Mühe gegeben, die Landschaften so abzulichten, dass sie unberührt wirken, so als wäre ihre Reisegruppe gar nicht dagewesen und auch sie nicht und auch nicht die vielen anderen Reisegruppen, dieser ganze große Tui-Neckermann-Thomas-Cook-Wanderzirkus. Ab und zu ragen in diese leeren Landschaften riesige Hotelblocks, sie stehen auf Kliffen über einem Meer oder an Berghängen oder manchmal auch inmitten von anderen riesigen Hotelblocks, die hordenhaft im Nomanscountry herumstehen, als hätten sie sich dorthin verlaufen.

Viele Fotos von Buffets. Auch sie meist ohne Menschen. Man sieht typischerweise in großen Hallen lange Tischfluchten und darauf silberne Platten mit aufgeschnittenen rosa Pasteten, zwischen ihnen schimmern Saucieren aus Silber mit weinroter Cumberlandsoße. Melonen sind zur gezackten Halbschale aufgeschnitten, hinter den Zacken kuscheln kleine

Trauben. Daneben ohne Ende Kuchenplatten, Kuchen um Kuchen, Obstkuchen und gedeckter Kuchen, Streusel oder Schokokuchen, zu Miniquadraten geschnitten, jedes mit einem Klecks Sahne verziert, auf der eine Kirsche ruht, wie quadratische Brüstchen mit Kirschen statt Warzen. Unter diesem letzten Bild steht in dieser damenhaften Handschrift: »Mit dem kalten Büffet zu Silvester hat sich das Haus selbst übertroffen! – Rohkost und Körnerdiät delikat angerichtet!«

Ab und zu gibt es ein Foto einer kleinen Abendrunde. Damen im gehobenen Alter mit Kostümen mit Nerzkragen, das war auf der *Queen Elizabeth 2.* Oder so: Mama an einem rustikalen Holztisch zwischen Leuten, die je eine Riesenmaß Bier stemmen: »Abendliche Runde in einem typischen Hongkong-Lokal!« Mama beim offensichtlich eiligen Überqueren einer einsamen Landstraße, von jemand anderem also geknipst: »Neuseeland 1981«. Mama an eine Reling gelehnt, sie hat etwas um ihre Hüften geschlungen, das sich aufbläht im Seewind. Mama mit einer Reisefreundin beim Frühstück (»gegen Coupon«).

Mama auf Flachboot inmitten von Marktdschunken in Asien. Man sieht einen baumhoch aufragenden Buddha, der an einem Arm etwas Goldfarbiges in den Himmel hält, während eine von Mamas Reisefreundinnen ihrerseits den Arm reckt, um den nackten Bauch dieses Buddhas zu kraulen. Ein anderes Foto zeigt dieselbe Freundin, wie sie einem Elefantenbaby aus Gusseisen, das vor einem goldenen Tempel in Myanmar steht, die Stirn streichelt. Mama beim Ausstieg aus einer Fahrradrikscha, im weißen Faltenrock, dazu Seidenbluse im Ton Marone, das Bein zierlich abgespreizt, aber wie immer Gesundheitspantoletten und darunter steht: »anschließend Singapur-Sling-Drink«.

Es gibt auf diesen Reisen, die sie über drei Jahrzehnte in großen Schleifen um die ganze Welt geführt haben, Menschen nur in sehr eingeschränkten Gattungen – als Reisegruppe, als Reiseleitung, als Reisefreundin. Eine einheimische Bevölkerung sieht man typischerweise als Folkloregruppe, gelegentlich sind ältere mollige Frauen im Bild, bäuerlich gekleidet, die auf einem Markt älteren Frauen aus Mamas Reisegruppe, die praktische Kostüme tragen, Körbe hinhalten oder einen Alpaka-Poncho.

Eingeheftet in die Ringbücher sind unbeschriebene Postkarten, wohl weil die Motive schöner aufgenommen waren, als sie selber es hätte fotografieren können. Es finden sich auch eingeheftete Prospekte, etwa eine Klappbroschur aus Glanzpapier: »Lai Lai Sheraton Hotel Taipei«. Man sieht darauf eine großzügig angelegte Gartenlandschaft mit Seen, an der Pagoden stehen, sowie, umblätternd, einen Friseursalon mit Damen unter ihren üppig shampoonierten Schaumfrisuren, das Bild eines Gucci-Shops sowie den rustikalen »Pizza Pub«. Mama mit Blütenkette in Honolulu, weiße Nelken auf ihrem weißen Seidenensemble, hinter ihr eine dunkelhäutige Schönheit mit Bikinioberteil, die kleine Perlen trägt.

Mama auf der Mainau unter einem Tulpenbaum. Mama unter einer Yucca in Tlacochahuaya, Mexiko. Auf der »Straße der Toten« vor der »Mondpyramide«. Mama in der Brandung von Cancún (roter Badeanzug vor blauem Meer). Auf einem Schiff im Panamakanal, sie steht an einer Reling, in einem blauen Badeanzug, der von einem gazeartigen blauen Tuch, das sie vor der Brust geknotet hat, umweht wird. Mama in einem praktischen erdbeerfarbenen Hemdblusenkleid. Mama auf einem Ochsenkarren, der durch eine Kokosplantage auf den Seychellen pflügt. Mama im schwarzen Seidenjackett mit wie von Buntstiften gemalten Streifen an einer Bar. Mama auf einem Felsen sitzend, der oben auf einem Berg liegt. Man sieht die kleine runde Gestalt von hinten, sie hat die Füße hochgezogen, umfasst die Knie und guckt weit in eine herrliche Landschaft – Whistler Mountain in Kanada, 2181 Meter hoch.

Auf den meisten Bildern sieht sie fast verlegen aus, meist versucht sie, ihr gefasstes Fotogesicht zu machen, es findet sich nur ein Bild, auf dem sie lauthals lacht. Sie steht vor einer Draisine in Australien, an der sich ihre Reisefreundin abmüht, wie immer ist die linke Schulter etwas hochgezogen, der Saum ihres türkisfarbenen Hemdblusenkleides ist verrutscht, die Füße stecken in praktischen Schuhen, der blöde linke Knöchel, der immer Ärger machte, ist bandagiert, aber alles egal: Sie lacht volle Pulle, vollkommen ausgelassen, wie ein Kind. Sehr süß. Mama in Pearl Harbor vor dem versilberten Anker eines versenkten

Kriegsschiffs (eingeheftete Tabelle mit »Verlusten«: 2403 Amerikaner, Japaner ca. 129).

Jaja, den Krieg hatten sie verloren, diese Deutschen, nie würde meine Mutter müde werden zu sagen: »Sie haben mir meine Jugend geraubt!« Der Ton von Empörung, Wut, Verbitterung. Aber es war dann eben doch nicht das Ende der Geschichte gewesen, also ihrer Geschichte. Nicht für ihre Eltern, es sollte sich zeigen, dass die zerbombten Stadtlandschaften geradezu ein Glücksfall sein konnten – also für einen kleinen Dachdeckerbetrieb, gab es nicht ganz, ganz viele Dächer, die zu decken waren? So wurde aus unserem Opa ein wohlhabender Mann. Aber anders als seine Tochter war er wohl im Herzen immer der kleine Mann geblieben, der aus einem Nest in der Heide stammte. Undenkbar für ihn, sich so etwas wie Ferien zu nehmen.

Die einzige Kreuzfahrt, die Opa je unternahm, das aber ein-, zweimal die Woche, war eine Fahrradtour, die ihn im Zickzack durch die Stadt führte – zurück in das alte Viertel, wo er einmal angefangen hatte und wo das Brot 20 Pfennig billiger war als in dem vornehmen Quartier, in dem sie sich das große Haus gekauft hatten, dessen Bild in der Diele meiner Eltern an der Wand hing. Es wurde »das weiße Schloss« genannt. Oma, also seine Frau, sah das mit dem Sparen legerer, legendär ihre Exkursion nach Helgoland, die sie beherzt allein unternahm, weil ihr Mann sich weigerte, Geld auszugeben. Obwohl es doch da war, das Geld. Er aber lebte weiter, als könne er es nicht glauben.

Selbst nach Omas Tod, als er weiter in seinem weißen Haus wohnte, wenn auch unter dem Dach, pflegte er, um Wasser zu sparen, seinen Kaffee mit dem Wasser aufzugießen, in dem er vorher sein Ei gekocht hatte. Die Angst vor Armut hatte sein Denken und Fühlen für immer eingekesselt.

Anders seine Tochter, die das Geld mit vollen Händen griff und ausgab. Und damit war sie ja nicht allein. Um sie herum war es doch zu sehen, das herrliche Wirtschaftswunder, die schönen Neubauviertel, die Zweitwagen, die nun angeschafft wurden, die Kinder, die man zum Studieren schickte. Die Steuer hielt sich bescheiden zurück. Vor sechzig Jahren, schreibt Daniel Goffart in seinem Buch über *Das Ende der Mittelschicht*, musste man das Zwanzigfache des Durchschnittseinkommens verdienen, um einen Spitzensteuersatz zu zahlen, heute reicht das 1,3-Fache. Und warum denn überhaupt Steuern zahlen?

Von einer Freundin pflegte Mama zu flüstern, sie sei vor allem ewig auf Reisen, weil sie sehr viel Geld in Luxemburg untergebracht habe, das müsse nun in der Restlaufzeit ihres Lebens ausgegeben werden, schließlich könne niemand sein Geld am Fiskus vorbeivererben. Mama selber, Gattin eines Beamten, war legal versorgt mit einer satten Pension und hatte solche Tricks nicht nötig. Es war ja immer noch mehr, als die Töchter mit ihren hochkarätigen Ganztagsstressjobs verdienten.

Alle Leute auf den Fotos in diesen Kunstlederalben sehen in der Tat so aus, als mangele es ihnen an wirklich gar nichts. Geld war kein Thema, also nicht für sie. Und dass der beschleunigte Tourismus böse sei, war auch noch kein Thema, sie waren ja erst die Vorhut dieser Explosion des Massentourismus, der in diesen Jahrzehnten anschwoll, von 300 000 Reisenden im Jahr auf drei Millionen, und endlich als alles niederwalzende Offensive empfunden wurde. Die Fahrt um die Welt wurde langsam so normal, wie es heute die Fahrt im SUV zum Kindergarten ist, sie fühlte sich eher als Avantgarde, man hörte es, wenn sie atemlos von ihren Eskapaden erzählten.

Bis auf einmal, da wurde es wohl ein bisschen böse. Auf Zwischenstopp in Amerika war eine Reisegruppe an Bord des großen Ocean-Liner gekommen, ebenfalls ältere Leute, also Amerikaner, einige sprachen offenbar Deutsch. Man fragte sich anscheinend nicht, wieso eigentlich, einige der Deutschen hatten auf ihren Reisen ein wenig Englisch gelernt, es reichte zu freundlichen Unterhaltungen. Es stellte sich dann aber heraus, dass es sich bei den Zugestiegenen um eine jüdische Reisegruppe handelte. Erstaunlich gutes Auskommen miteinander, betonte unsere Mutter.

Dann stellte sich durch eine Indiskretion heraus, dass die jüdische Reisegruppe für ihre Reise einen außerordentlichen Rabatt erhalten hatte, sie hatten sehr, also sehr viel weniger gezahlt als die Deutschen. Oho. Meine Mutter wollte sich dazu nicht weiter äußern. Nur dass das Thema dann wohl einige Tage lang schwer über der Stimmung an Bord gelegen hatte, also über der Stimmung der Deutschen, in denen jetzt alle vor Jahrzehnten so heftig eingeübten Vorurteile ihr Echsenhaupt erhoben. Aber das Programm an Bord war sehr abwechslungsreich und überspielte schließlich alles, da waren das Schwimmen und die Cocktails, abends Captain's Dinner, es findet sich ein Foto, auf dem Mama in einem sagenhaften Glitzerkleid einem tief gebräunten Offizier ihre kleine Hand reicht. Zum Tanz!

Man sieht auf einem Foto eine kleine Gruppe vor einem Helikopter – darunter diese schon etwas krakelig werdende Schrift: »Um 5.30 Uhr ein unvergessliches Frühstück im Zimmer serviert, opulent, reichhaltig und als Clou eine Vase mit weißen Orchideen! Um 6 Uhr dann Start zu einem ganztägigen Flug über die 8 Hauptinseln von Hawaii ...«

Es finden sich Fotos vom Four Seasons auf Mallorca, vom Grand Hotel auf Patras, vom Sheraton in Mexiko, vom Hyatt in Cancún. In Australien – schon das zweite Mal! – ging es mit kleinen Sonderflugzeugen nach Queensland zum Wiedersehen mit dem Hotel Tropical Mirage. Auf der China-Rundfahrt eine Flussreise in einem kleinen aufgemöbelten Schiff – »Wir sind überrascht und begeistert über die Eleganz der Kabinen, so viel Komfort hatten wir noch nie!« In Las Vegas war man im Golden Nugget abgestiegen, ein Triumph aus Marmor und Lüstern, Palmen und Spa. In New York entstand ein Foto vor dem Waldorf Astoria, die Reisegruppe »mit neuen Koffern«, echten Samsonites. Schnäppchen!

Die meisten der Fotobände beginnen mit den Flugtickets, abgetrennte, dann eingeklebte Dünndruckzettel. Dazu gibt es abgeheftete Reisepläne, Flug Frankfurt–Bangkok–Singapur–Hongkong–Manila–Tokio–Taipeh–Honolulu–Los Angeles–Las Vegas–New York–Frankfurt, Businessclass. Abgeheftet auch ein »International Menue«, gebunden, es ist ein mattes Papier mit Aquarell von grünem Spargel an Schnitzel. Salatteller mit Radieschen, am unteren Bildrand schweben Himbeeren. Vorgeschlagen werden: »Begrüßungscocktail mit Jalapeno Limettensoße, Salat von Romanesco und Wasserkresse, dazu Dijon Vinaigrette, Filet Mignon mit Red Bliss Kartöffelchen und gelben Kürbischen, gefüllt mit Karottenpüree. Hähnchenbrust mit Spargelspitzen, siehe Sonderkarte für die Spezialität Ihres Zielortes.«

Oder hier, ein Menü mit Goldkordel gebunden, zweisprachig, links chinesische Schriftzeichen und rechts: »Vorspeise Hummermedaillons. Tiefgefrorene Krabben in Reispapier. Haisuppe mit Hühnchenschnitzel. Sautierte Taube auf Salat. Schwein süßsauer mit Ananas. Rinderstreifen mit grüner Paprika. Früchteteller. Chinesische Petits Fours. Chinesischer Tee.« In Hongkong!

Oder hier: »Weihnachtsgala Restaurant Zeus. Räucherlachs süßsaurer Art, Apfel-Joghurt. Feigen mit Serrano. Rotkohl nach spanischer Art mit Knoblauch und Pinienkernen. Rinderbouillon mit Karotte und weißen Rüben. Gebratene Meerbrasse, Ananas und Pflaumensorbet. Braisierter junger Truthahn nach

Weihnachtsart. Kartoffeln Amanda, Brokkoli. Likörgebäck, Birnencoulis. Auswahl von spanischem Mandelnugat.« Gran Canaria! Oder so: Abendessen im Regenwald – marinierte Shrimps und Mahi-Mahi-Fisch auf frischen Kräutern, Rinderfilet in der Kräuterkruste mit Parmesan-Knoblauch-Soße, Verbotene Früchte (exotisches Dörrobst mit Nussschokolade-Baiser). Mitten in Australien! Und einmal, in Sydney, ein Diner im Museum of Contemporary Art, Terrine von Ente und Perlhuhn, Rote-Rüben-Consommé mit Piroggen, Seeforelle auf Kartoffel-Crêpe, Kalbsbraten und danach geeiste Espressotorte, gar nicht zu reden von dem Soupé in der Oper, Variationen von Tasmanischem Lachs, Fasanenconsommé mit Pilzklößchen, gegrillte Entenburst mit Thymian-Polenta und Haselnussroulade mit Buschhonig.

Die Gala zum Jahrtausendwechsel – mit Folklore, spanischem Gitarrenkonzert, ein Unterhaltungsprogramm »Der südamerikanische Urwald«, Big Band, Dixie-Musik, einer Show »1001 Nacht in der Alhambra«. Auf Teneriffa!

Wir waren als Familie so gut wie nie in den Urlaub gefahren. Na ja, zwei, drei Mal nach Holland. Es wurde damals ein kleines Haus angemietet, geteilt mit einer anderen Familie mit einem Kind, einem Kollegen von Papa. Ich erinnere mich an feuchte Holzbuden, die nach Pipi rochen, in denen man sich umziehen musste. Einmal deutete eines der Kinder feixend auf ein mit Schwamm ausgestopftes Bikinioberteil, es war ein Bild, das mich verfolgen würde, ich war ja erst fünf, und danach immer diese Furcht, nicht genug zu haben, um einen Bikini-BH auszufüllen; auf dem Bauch zu liegen, und plötzlich ist das Körbchen eingedellt! Horror!

Bilder zeigen uns Kinder an Sandburgen, auf denen wir Muscheln auslegten, die Nachbarjungen, wie andere Bilder zeigen, uns klauten. Ein Bild zeigt mich schreiend vor einem wogenden Meer, ganz hinten vor einer niederstürzenden Welle sieht man zwei Frauen, Mama und eine Freundin. Ich spüre noch heute die Panik, diesen Schmerz vor drohendem Verlust, und höre das Lachen, mit dem sich die Erwachsenen darüber amüsierten. Immer wieder gern vor Gästen erzählt, wie ich dabei verloren ging, wie ich weinend am Strand entlanggelaufen war, um Hilfe zu holen, und erst zwei Kilometer weiter abgefangen wurde von einer mitleidigen Holländerin, die dann mit mir an der Hand den Weg zurückging und rief, ob einer dieses Kind kenne.

Es war der letzte Familienurlaub. Jahrzehnte später, nach der Ehe, die eben Bestand hatte, bis der Tod sie schied, fuhren meine Eltern getrennt in den Urlaub; er zum geliebten Segeln nach Bayern oder zum Skilaufen in die Berge, nicht unter 2000 Meter, wie er wichtig kundtat, der Schneesicherheit wegen, sie auch nach Bayern, aber zur Kur. Es waren die Jahre, in denen sie ihre Gesundheit beziehungsweise das Gewicht pflegte, auf Schönheitsfarmen, am Bodensee oder am Tegernsee, ach, es gab ja so viele Seen.

Dass sie die Welt umschiffen würde, das begann erst nach dem Tod ihres Mannes, es bedeutete wohl eine neue Freiheit, da war offenbar die große Reiselust ausgebrochen, alles Glück, von dem sie geträumt hatte, nachholend. Fast ein bisschen zu spät, sie war ja schon so rundlich, Füße wurden ein Problem, dieser Knöchel, der gerne dick wurde, wenn sie zu viel unterwegs war, von den schweren Koffern mit der großen Garderobe ganz zu schweigen.

»Nur eine große Reise alle zwei Jahre«, pflegte sie wie ein schuldbewusstes Kind zu sagen, »und dazwischen sind es ja nur zwei, drei kleine Reisen.« Sie erreiste sich so einen Ruf als »Reise-Omi«. Familie und Freunde pflegten ihre Ausflüge je nach seelischer oder finanzieller Lage mit Bewunderung, Zähneknirschen oder Augenrollen zu begleiten, sie aber erzählte unbeirrt, in großen Erzählschleifen, von ihren Eskapaden in der Welt.

Und jetzt: Wohin damit? Was tun mit diesen Erlebnissen, die sie alleine hatte, nur für sich, und den Alben, die in vielen Stunden entstanden sein müssen, sie alleine zu Hause, diese Fotos einklebend, Prospekte sorgfältig ausschneidend, alle Orte benennend, den Ton treffend, dieses unendliche, immer neue Staunen über die Schönheiten der Welt? Darf man diese Alben wegwerfen, weil sie von Reisen erzählen, an die sie sich selber zum Schluss nicht mehr erinnerte? Reisealben, die sie, wäre sie noch am Leben, deshalb gar nicht vermissen würde? Sollte man sie aufheben, als Familiendokumente? Gibt es Museen für die Dokumentation der Reiseaktivitäten des bundesrepublikanischen Bürgertums um die Jahrhundertwende? Sollte man sie bewahren, gerade jetzt, wo diese Wohlstandsphase vielleicht ihrem Ende entgegenschlittert, um beweisen zu können, dass das Leben wirklich mal so üppig, so hedonistisch war, wie die alten Leute erzählten?

Es fanden sich übrigens noch drei weitere Fotoalben, die mit den kleinen Schwarz-Weiß-Bildern. Sie protokollieren das Leben, bevor meine Mutter unsere Mutter wurde, ihre ersten dreißig Jahre. Das Bild eines Kindes mit weißblondem Wuschelhaar in einer Kinderkarre, deren Bügel von Tante Grete gehalten wird, die damals noch lange dunkle Zöpfe hatte und nicht erfreut war, dass sie ein sieben Jahre jüngeres Baby rumschieben musste, wie meine Mutter kichernd zu erzählen pflegte. Später sieht man Tante Grete als Braut. Meine Mutter sieht man in sagenhaften Klamotten, heute würde man sagen, Schneiderkostümen, weil ja alles auf den Leib geschnitten war und noch nicht Konfektionsware. Ab und zu ein seidiges Abendkleid, dazu Täschchen und über der Stirn eine blonde Welle. Die schnittigen Typen neben ihr.

Es gibt ein großes Bild im Querformat, es zeigt eine Gruppe von Paaren beim Tanz, alle Frauen tragen schmale lange glänzende Seidenkleider in Creme und auf dem Kopf glänzendes, eng am Kopf anliegendes Haar, die Männer stockgerade und beherzt führend, die weißen Säulen im Hintergrund – absolutes Hollywood!

Ich bin sicher, so hätte sie sich ihr Leben gewünscht. Als es zu Ende war, am letzten Tag, den meine Mutter und ich miteinander verbrachten, sie in ihrem Bett, in dieser großen Ruhe, ich neben ihr auf einem Stuhl, noch unter dem Schock der Nachricht, an diesem letzten langen Tag habe ich neben ihr die Alben ihres Lebens langsam durchgeblättert und ihr erzählt, wie glücklich sie doch aussieht auf diesen kleinen spitz gezackten Schwarz-Weiß-Bildern, mit ihrer Familie und den vielen Freunden und Freundinnen.

UNVERMITTELBARES

Pelz

Der Nerz mit der taupefarbenen Rohseide, für die letzten Jahre. Der Lammfellmantel, den sie auf den abendlichen Gassitouren trug. »Er ist schon etwas ab«, pflegte sie zu sagen, »aber soo leicht!«. Der Waschbärhut, den sie sich aus Moskau mitbrachte. Der Blaufuchskragen. Der kleine Persianerkragen, der von dem Kostüm übrig geblieben war, das ich so gerne getragen hätte, das aber ein Opfer der Motten geworden war, bevor ich groß genug war für ein Kostüm wie dieses. Der Fuchs, den Opa geschossen hat und dessen Fell, inklusive Kopf und welken Ohren und eingetrocknetem Schnäuzchen, den Enkelkindern als Geschenk übergeben worden war. Wohin mit all dem Pelz?

Kopfschüttelnde Ablehnung bei Oxfam. Kein Pelz. Kein Pelz für Flüchtlinge? Selbst die Bedürftigsten, die Menschen, die vor den Bomben im heißen Aleppo in die norddeutsche Kältezone flohen, müssen geschützt werden vor möglichen Kleinstwesen, die zwar mit dem bloßen Auge nicht zu erkennen wären, aber doch total gefährlich sein können. Im Pelz. Was tun? Ich setze die sibirische Waschbärkappe auf, es sieht aus, als hätte sich ein Molch auf meiner

Stirn niedergelassen. Runter mit dem Molch, und dann wohin mit ihm? Ich setze den Molch wieder auf meinen Kopf und zeige mich den Kindern, die kreischend zu Boden gehen. »Damit willst du nicht raus, oder?« Jetzt erst recht! Ein Kind ruft, ich solle aufpassen, dass ich nicht mit Farbe besprüht werde, von diesen Tierschützern, die verstünden keinen Spaß. Ich raunze zurück, heutzutage könne doch niemand mehr einen echten von einem falschen Pelz unterscheiden. Hatte die Modeindustrie alle mit »täuschend echt aussehenden Kunstpelzen« gefoppt, die echt waren? Es klingt unsicher. Bemühen, den Blicken der Passanten auszuweichen, als wären sie Tiere, denen man ja nie, so wird ja gerne geraten, in die Augen schauen dürfe. Die Kinder empfehlen, den Nerz in einem Luxus-Secondhandladen unterzubringen.

Ich ziehe ihn ein letztes Mal an. Was heißt ein letztes Mal, noch habe ich ihn ja noch nie getragen. Überraschendes weiches Gefühl. Erinnerung an Mama, wie sie vor dem Spiegel steht und ihr spitzmündiges Gesichtchen macht, und dazu um den Hals herum, wo der Pelzkragen ein wenig Luft lässt, ein Seidentuch mit in Orange gehaltenem Paisleymuster drapiert. Der Nerz muss ihr das Gefühl gegeben haben, angekommen zu sein. Mama, die junge Angestellte, die sich von ihrem ersten Gehalt einen Fohlenmantel kaufte, um auszusehen wie die Ladys im Film, er war glockenförmig geschnitten und reichte bis zur halben Wade, der Kragen war aufstellbar wie in *Piroschka.* In meinen Studententagen habe ich ihn getragen, also bevor ich wusste, wie das Fell von Fohlen … Genug. Ich wende mich von dem Spiegel ab, versuche, mit den Händen einen Gürtel zu simulieren, vielleicht so? Sieht okay aus, oder? Ein Kind sagt: »Na ja. Sieht halt aus wie Omi.«

Ab in den Secondhandladen. Dort winkt man ab. Nerz! Ladenhüter der übelsten Sorte. Als es wenige Tage später kalt wird, greife ich beherzt zum Nerz. Ich bewege mich unsicher die Straße runter, im Bewusstsein, jetzt noch mehr wie meine alte Mutter zu wirken, die unsicher eine Straße heruntergeht. Eigentlich ist er ganz schön warm.

Das kleine Nashorn trägt die Nase hoch. Genauer betrachtet sind es zwei Nasen, dicht hintereinander, es sieht aus, als müsste es die Augen zusammenkneifen, um den Kopf mit der Last der beiden Nas-Hörner nach oben zu wuchten. Übrigens klassisches Spitzmaulnashorn. Mächtiger Leib auf kurzen Beinen, also auf der Länge eines kleinen Fingers. Entlang der Schenkel laufen tiefe Falten, entlang der Wirbelsäule sind kleine Dellen. Rechtsseitig eine tiefe Narbe, das Elfenbein ist gesprungen und hat sich auch im Bereich des Kopfes leicht verfärbt.

Der Zustand insgesamt ist besser als der einer kleinen dreizackigen Gabel, von denen ein halber Zacken abgebrochen ist, zudem ist dort das Elfenbein gelb gefärbt, als habe jemand sie gedankenlos in Saures, womöglich Gürkchen, gesteckt. Am oberen Ende trägt die Gabel einen tadellos gestylten Elefanten, man sieht ihn in einer schlank gezogenen Silhouette, bisschen Giacometti. Äuglein wie vor Schreck geweitet. Stummelzähnchen, aber immerhin. Der Elefant, dessen Zahn zu dieser Elefantenskulptur zurechtgeschnitzt wurde, lebt natürlich nicht mehr, ist irgendwann als Kadaverberg in der Steppe verfault, von Schmeißfliegen umschwirrt, die Zähne abgehackt.

Ich war in Afrika und bin gut informiert über die dreckigen *Ivory Games*, diese mafiös organisierte Jagd nach dem weißen Gold. Ich stelle mir vor, wie das Rudel dieses Tieres, sollte es mit dem Leben davongekommen sein, es betrauert hat. Elefantenfamilien kehren ja noch Jahre, nachdem einer der ihren niedergemacht wurde, an den Tatort zurück und streicheln mit ihren Rüsseln die Erde, die mit seinem Blut getränkt ist, sie stoßen dabei Klagelaute aus. Das Rudel weiß um den Tod, aber es weiß natürlich nicht, dass ein elefantengekröntes Vorlegegäbelchen von zehn Zentimeter Länge es eben notwendig macht, einen ganzen Elefanten umzulegen.

Die dritte Figur, ein Reiher mit nach unten fließenden Flügelfedern, steht auf dem Griff eines weiteren Gäbelchens. Zustand: Tipptopp.

Elfenbein ist die Währung der internationalen Mafia, die ihre *Ivory Games* betreibt, die umso lukrativer sind, je entschiedener der Handel mit Elfenbein verboten, limitiert, geächtet wird. In Afrika werden jedes Jahr Zehntausende Elefanten abgeschlachtet, für Elfenbeingäbelchen und anderen Tinnef. Jeden Tag werden in Südafrika allein drei Nashörner umgelegt, rund tausend im Jahr, für geriebenes Hornpulver, das angeblich erektionssteigernd wirkt.

Das gute Nashorn hat fünfzig Millionen Jahre überlebt, und jetzt ist es nahezu ausgerottet. Elefanten und Nashörner sind auf dem besten Weg, nur noch in Form einer touristisch vermarkteten Kleinskulptur zu überleben, für die sie gestorben sind. Unmöglich, kleine Elefanten und Nashörner aus Elfenbein zu stiften, niemand würde sie haben wollen. Es klebt ja Blut an ihnen. Verkaufen? Das wäre das Allerletzte, womöglich noch Gewinn machen mit

Tiermord. Fast noch furchtbarer, sich diese Gäbelchen auf dem Buffet vorzustellen, um Mozzarellascheiben aufzupiken oder Serrano. Was also tun?

Die Elfenbeinteile sind natürlich nicht die einzigen Mitbringsel von Mamas großen Reisen. Unter einem Blickwinkel der Recherche nach unrechtmäßig Eingeführtem verwandelt sich das Haus einer Weltreisenden in ein Gehäuse zur Beherbergung von Dingen, die hier nicht sein sollten. Es gibt nicht nur einen Elefanten aus Elfenbein, es gibt eine ganze Herde von Elefanten aus Elfenbein. Sie haben sich, wie in der Turnstunde, der Größe nach in Mamas Vitrine sortiert, zu einer V-Formation. Es gibt an den Wänden javanische Schattenfiguren und auf dem Weg in den Keller eine Schnitzerei der Maori, die einen mit böse glühenden Augen verfolgt. Antike Schalen mit Gütesiegel aus China. Ob man die für Nüsschen nehmen darf?

Goldringe aus Indien mit Rubinen, die doch seit Jahren nicht mehr verkauft werden sollten, geächtet wegen was noch mal? Genau, wegen »Blutrubinen«. Natürlich Korallen, sie sehen aus wie abgemümmelte Zähnchen, aneinander aufgereiht zu einem Armband mit fünffacher Reihung, gehalten von einer Schließe aus Silberfäden. Sie versicherte mir, das seien alte Korallen, geerntet noch vor dem Verbot, die Korallenriffe abzuernten, noch in aller Unschuld zu diesem schönen Schmuck verarbeitet. Wer's glaubt.

Was also tun mit den Kostbarkeiten? Abfackeln, das Elfenbein, wie es die Zöllner in Afrika tun? Nicht in einem Land, das früher Bücher abgefackelt hat. Begraben? Im Garten? Würde sich melodramatisch anfühlen und elendig rechthaberisch nach dem Tod der Mutter, die auf Vorhaltungen stets schnippisch entgegnete, also diese Wesen, also die Korallen und die Elefanten seien doch längst tot, da hülfe es auch nicht, auf dem afrikanischen Markt daran vorbeizugehen.

Wir waren das erste Mal in Afrika in dem Jahr, in dem der Vater gestorben war. Ägypten! Dann Marokko! Sie hatte gesagt, sie würde es nicht ertragen, diese Weihnachten zu Hause, also saßen wir Weihnachten auf unseren Betten im neunten Stock eines nicht sehr schicken Hotels am Tahrir-Platz. Von unten dröhnten die Dieselmotoren der Busse herauf, ein endloses Gehupe. Oben klappte meine Mutter ihr Handtäschchen auf, um zwei Weihnachtsbaumkerzen hervorzukramen, zündete sie an, »weil es ist ja doch Weihnachten«. So saßen wir uns gegenüber, und ich dachte, Wunderkerzen wären natürlich besser gewesen, weil schnell ausgebrannt. Aber meine Mutter kannte natürlich keine Wunderkerzen.

Wir kurvten also mit Kaufhof-Reisen durch die Wüste, von Oase zu Oase, den Nil runter oder durch die Sahara, in das Tal der Kasbahs, wo aus dem roten Sand rotsandige Festungen aufstiegen und Frauen mit hennarot bemalten Händen an den Busstopps lagerten, wir fuhren durch Landschaften, in denen es so heiß war, dass die Felsen schwarz verbrannt aussahen. Einmal kamen wir in eine Sandwüste mit riesigen Verwehungen, und wir stiegen aus und kraxelten hoch. Sie war als Erste da, und ich sah sie oben auf dem First der Sanddüne laufen, sie lief dort leichtfüßig wie ein Kind, schwebte über diesem leichten Medium, dem Sand, der Reiseführer schaute hoch und pfiff anerkennend: »Frau Mayer in der Wüste!«

Marokko, zeigte sich, sollte der Auftakt für viele Reisen sein, die sich in all ihren Fotoalben niederschlugen, die sie dann mit ins Seniorenheim nahm. Aber sie waren ihr eigentlich schon zu schwer, um darin blättern zu können. Sie saß lieber in ihrem Sessel und erklärte, sie könne stundenlang den Himmel über der Stadt betrachten, wie die Wolken darüberziehen, in immer neuen Formationen, wohin auch immer. Kein Bedarf mehr für Gäbelchen aus Elfenbein.

Das Objekt ist etwa so groß wie meine ausgestreckte Hand – sowohl in der Länge als auch in der Höhe. Sieht aus wie ein versteinerter kleiner Busch. Frostig weiße Stängelchen, die sich aus einer gemeinsamen Basis heraus verzweigen, in Myriaden kleinster Äste, anmutig und doch rau. Es ist eine Steinkoralle. Scleractinia spp. Geschützt nach Anh. B EG-ArtenschutzVO.

Genauer: »Anhang B enthält die Arten, die aufgrund ihrer Gefährdung unter besonderen Schutz gestellt sind. Die Ein- und Ausfuhr in die und aus der Europäischen Union ist reglementiert und erfordert grundsätzlich die vorherige Genehmigung einer Artenschutzbehörde eines EU-Mitgliedstaates. Die Ein- bzw. Ausfuhr von toten Exemplaren zum persönlichen Gebrauch erfordert in der Regel Genehmigungen des Herkunftslandes. Innerhalb der EU unterliegt der Besitz und Handel einschränkenden Bestimmungen. Bei Kauf, Verkauf oder Besitz muss der Erwerber bzw. Eigentümer grundsätzlich nachweisen können, dass er die Exemplare rechtmäßig erworben hat.«

Der Zoll warnt. Bis zu vier Exemplare toter Seepferdchen dürften pro Person eingeführt werden, drei Gehstöcke aus Kaktus, bis zu vier Lederwaren aus der Haut toter Krokodile und 125 Gramm Kaviar. Bei Korallen kennt der Zoll allerdings keinen Spaß. Wo sie diese kleine Kostbarkeit wohl gekauft hat? Und wie nach Hause gebracht? Die kleinen Ärmchen dieser Koralle brechen schon, wenn sie auch nur ein scharfer prüfender Blick trifft. Stelle mir vor, wie sie die Koralle eingemummelt hat, womöglich in einem dieser damenhaften, mit Rosen geschmückten Waschlappen, die sie stets mit sich führte, wo immer sie hinfuhr. Also nach Rio de Janeiro, nach Bali, nach Mauritius, mit schnellen Booten über die Korallenriffe, die man durch den gläsernen Boden sehen konnte, man kann ihnen ja sozusagen beim Sterben zusehen, zu viel Erwärmung, ihr lieben CO_2-Verschwender, zu viele Wogen.

Nicht wirklich vorstellbar, dass die Koralle rechtmäßig erworben wurde, womöglich aber in gutem Glauben; weil sie so schön ist. Und jetzt?

Das Bundesamt für Naturschutz formuliert es so: »Als Souvenirs sind Korallen ungeeignet. In Ihren Regalen verstauben sie nur!« Wohl wahr. Weshalb Mama ihren Korallenbusch in die Glasvitrine gelegt hatte. Bei näherer Betrachtung muss ich sagen, dass sie sehr schön ist auf ihre eisig weiße Korallenart. Sie erinnert mich an Charles Darwin, der auf seiner großen Reise auf der Beagle von Korallen inspiriert wurde zu denken, dass wir alle voneinander abstammen, anders gesagt, miteinander verwandt sind, in einer weit verästelten Familie. Die Koralle liegt jetzt auf meiner Fensterbank, und das Licht lässt im Geäst der weiß befrosteten Zweige immer neue Formationen erkennen.

KALENDER

Fundort: Keller

Es sind 28 Minibücher. Die Umschläge bestehen aus knittrigem braunen Leder oder modrigem schwarzen Leder oder aus glattem Plastik in den Farben Lindgrün, Dunkelblau oder Kirschrot. Papas Kalender. Sie stecken in einem quadratischen Karton, wo sie in zwei Stapeln eingepasst wurden, auf dem Karton steht: »Hans Notizbücher« (Handschrift meiner Mutter).

Der Karton befindet sich im Keller neben den schmalen Holzkisten, die er sich nach dem Vorbild von Munitionskisten hat bauen lassen, von denen er im Krieg ja einige zu sehen bekam (stabil, hieß es in der Familie bewundernd, gut zu verschließen mit einem Holzdeckel, der eingeklemmt und gesichert wird mit einem Schloss), er ließ sie für seine Bücher bauen, und sie enthalten jetzt seine gebundenen Examensarbeiten und Vorlesungen zur Geodäsie.

Vertreten sind also 28 Jahre aus insgesamt 68 Jahren des Lebens meines Vaters. Die Büchlein beginnen 1941, im Krieg, und reichen mit Lücken bis in die frühen Siebzigerjahre. Ich betrachte sie mit bangen Gefühlen. Was werden sie erzählen aus diesen 28 Jahren des Lebens des Mannes, der mein Vater war, aber mir auch sehr fern geblieben ist; immer weg war bei der Arbeit, in seinem Amt. Wenn zu Hause, dann in der Rolle des Erziehers, distanziert, ermahnend, maßregelnd. Und wieder weg, in Urlauben ohne Familie, ohne uns. Was also ging in den vielen Tagen dieses Vater-Lebens vor, an denen ich nicht teilnahm und von dem ich so wenig weiß?

Schauen wir in die Kalender aus den Vierzigerjahren, dem Jahrzehnt vor meiner Geburt. Sie sind winzig, bemessen gerade mal 7,5 x 10,5 Zentimeter, sind nur halb so groß wie eine Hand. Man schlägt den Band für 1941 auf und stößt als Erstes auf ein »Merkblatt« – da, wo heute in schicken Moleskines ein höfliches *If lost please return to…* zu sehen ist, »bei Verlust bitte…«, wird zackig ein Personalbogen abgefragt: Name, wohnhaft, Straße. Scheckbuch, Bankfach. Motorrad/Fahrrad. Körpergewicht (69 Kilo). Unter »Größe« hat Papa eingetragen: »169 cm ohne Absätze«. Schuhe: 42½ oder 8½ . Kragen: 39, Hutweite: 56½. Er hat seine Feldpostnummer dazunotiert: F.P.N.31615.

Seine Handschrift ist genau so, wie ich sie kenne – klein und kontrolliert, flüssig und elegant, in exakter Neigung nach rechts strebend, alle Buchstaben perfekt parallelisiert, so wie er es auch mit seinen Skiern hielt, wenn er über die Steilhänge wedelte. Buchstaben sowie Ziffern sind wie gezeichnet (deshalb gut zu lesen). Ich stelle fest, dass sich seine Handschrift in den vier Jahrzehnten, die sich hier aufblättern, durch einen Krieg, die Ehe, die Karriere, absolut treu geblieben ist, vollkommen unverändert, korrekt und immer gleich exakt.

Einmal, als ich auf seinen Spuren die Gedenkstätte des KZ Dora besuchte, sah ich dort ein Blatt mit Ziffern von Häftlingen, Kranken, Toten und schrie auf; ich meinte, in den Ziffern seine Handschrift zu erkennen. Vermutlich war sie nur typisch für die Zeit.

Die winzigen kleinen Seiten der Kalender sind in der Mehrzahl unbeschriftet. Leer, sie sind einfach leer, diese Seiten. Das Papier ist dünn und rau. Eindruck von Ödnis. Als hätte sich in diesem Leben nichts ereignet, was zu planen gewesen wäre oder sich gelohnt hätte, festgehalten zu werden. Nun, das ist möglicherweise falsch, vielleicht war es ja zu viel, was sich ereignet hat, als dass es in dieses kleine Format gepasst hätte. Immerhin gab es einen Weltkrieg, große Schlachten, Leichen auf Schlachtfeldern, in Gräben, an Bäumen, auf Hinrichtungsplätzen, im Schnee, im Matsch. Von alldem nichts. Aber es steht trotzdem etwas in diesen Kalendern. Es sind einmal Ereignisse, die vom Hersteller der Kalender gleich mitgeliefert wurden, vorsorglich und so fett gedruckt, als wären sie wichtiger als das individuelle Leben.

Für den 30.1.1933: Tag der Machtergreifung. Adolf Hitler wird Reichskanzler. Am 13. März 1938: Gesetz über die Wiedervereinigung Österreichs mit dem Deutschen Reich. 9. April 1940: Besetzung Dänemarks und Norwegens. 18. April 1941: Kapitulation der jugoslawischen Wehrmacht. 10. Mai 1940: Deutscher Angriff über die Westgrenze. 22. Juni 1943: Beginn des Kampfes gegen die Sowjetunion. 27. September 1939: Warschau ergibt sich bedingungslos.

Oktober 1938: Befreiung der sudetendeutschen Gebiete. So also wurde die Geschichte neu geschrieben, hinein in das Leben der Deutschen, getaktet nach Wochen und Monaten.

Persönliche Einträge? Mal »Wache« oder »Bereitschaftsdienst«, dann wird ein »Urlaub nicht mehr genehmigt«, Frühsommer 1941, kurz vor dem Angriff auf Russland, man wollte die Leute wohl zusammenhalten. Was aber ging in ihm vor? Die kleinen leeren Seiten wirken wie ein Vorhang, hinter dem sich etwas ereignet hat, das verborgen bleibt, vielleicht verborgen bleiben soll, vielleicht ja vor ihm selbst. Es ist, als wären diese vielen leeren Seiten dazu da, ein Schweigen auszudrücken. Nur im Abspann der Büchlein finden sich auf Notizzetteln, die sich an einer perforierten Leiste abtrennen ließen, winzige Hinweise auf Persönliches, Bücher-Tipps (Künkel: *Die Arbeit am Charakter*, Bart Verlag), immer mal wieder Zugverbindungen, hin und zurück, zur Familie im Rheinland, zu Mutter und Onkel und Tante. Einmal Abführmittel (Larin) sowie Vitamin B (Merck, Darmstadt).

Donnerstag, 20. Februar 1941: Vom heimatlichen Bahnhof Kottenforst im Rheinland, also vom Familienbesuch, ging es über Krakau nach Zakopane im Süden Polens zum Winterurlaub. Eintrag: »1. Skistunde!« Am Sonntag, den 23. Februar (vorgedruckt: »1930 – Horst Wessel seinen Verletzungen erlegen«) morgens »erste Abfahrt«. Noch mal: »Abfahrt!« Es steht da wie jubelnd. »Abfahrt!« Und dann, hupps, 14. 3. 41: »Lazarett« und »Gipsverband«. Auf seinem Personalblatt der Wehrmacht (»Erkennungsmarke 235/Truppenteil Verm. Abt. 608/später Verm. u. Karten Abt. mot. 604/Dienstgrad »Gefreiter«) ist eingetragen: »v. d. Trupp in Leichtkrankenkriegslazarett 3/531 mot./Meniskus«. Erst am 24.4.41 wieder »innendienstfähig« (Einsicht Bundesarchiv, Abt. PA, Berlin).

Der Kalender von 1941 endet mit Seiten, auf denen in Farbe die Abzeichen für SS/NSDAP/Hitlerjugend – Kragenspiegel und Epauletten – abgebildet sind. Ob er sie mit ähnlicher Intensität studiert hat wie wir Kinder später, auf der Rückbank im VW Käfer, die Sonderseiten für die Kennzeichen der vielen neuen Autos in Deutschland?

Im Jahr 1942, er ist jetzt in Oslo: »Annonce für Segelboot aufgegeben«. Dann: »Erste Ausfahrt im Fjord«. Und: »Fahrt zum Strandbad«. Notizen über Übungszeiten zum Ablegen des Sportabzeichens. Im hinteren Teil »Schöne Klavierstücke« (Beethoven: Sonate d-Moll, Schumann: Arabeske, Beethoven: Sonate Es-Dur, Brahms: 4 Intermezzi ...). Wirkt wie ein tolles Jahr, dieses 1942 in Oslo, wäre da nicht die Notiz auf seinem Personalblatt: »1.12.42 »inf. Schwären an Gesicht und Nase/v(on) Tr(uppe) i(n) Kr(iegs)-Laz(arett) 1/509 Oslo«. Soso. Gefechte? Raketentests? Offene Fragen.

Das Buch für 1943 – ist nahezu leer. Es ist ein armseliges winziges Heftchen, eine Art Not-Kalender, und es steht darin – fast nichts. Dafür im Jahr 1944 gleich zwei Skiurlaube – in Kitzbühel (Januar und März). »Herrlicher Sonntag«. Noch schöner: »Kleine Geländefahrt mit Magdale«. Soso. Im Adressverzeichnis dieses Bandes tauchen noch einige Damen mehr auf: Magda, Irmgard, Inge, Gudrun, Susanne, Marie, Hilde. Der Abschluss, wie immer: »Schöne Schallplatten« (Menuett von Boccherini. Chopin Etude A-Dur op. 10, Nr. 3., Brahms 4 Intermezzi).

Das Jahr 1944 war aus deutscher Kriegsperspektive niederschmetternd. Die Royal Air Force bombardierte im Januar Berlin. Die Altstadt von Frankfurt ging im Bombenhagel zu Boden. Am 6. Juni Operation Overlord – die Alliierten landen in der Normandie. Im Juli wurde Majdanek, wo 78000 Menschen umgebracht wurden, als erstes Konzentrationslager entdeckt. Skelettierte Menschen würden die Welt darüber aufklären, wozu Deutsche fähig sind. Nichts. Auch nichts vom Einsatz der Wunderwaffe, an der er ja seit einem Jahr arbeitete, zuletzt im südlichen Harz, kein Wort – obwohl doch im August V1 und V2 auf Paris regneten und im September über dreitausend V2 auf London und Antwerpen abgefeuert wurden, »diese ganz große mete-orische V-Waffen-Pest«, schreibt Thomas Pynchon. Nichts dazu. Womöglich geheim? Aber Listen von Schlagern (»Du sollst mein Glücksstern sein«, »Sag zum Abschied leise Servus«). Keinerlei Einträge über seine Kriegsaufgaben – nur einmal, eine kleine Skizze, die sich im Band von 1943 findet. Sie zeigt einen Kreis, darin sind Dreiecke eingelagert, sieht aus wie eine schreckliche Mathearbeit. In winziger Schrift Zahlen und Abkürzungen, Bruchrechnungen. Ein Vermerk am Rand: »637 km«. Die Flugbahn? Reichweite?

Und dann das Ende des Krieges. Der Kalender für das Jahr 1945 sieht entsprechend ramponiert aus, braunes Leder, bis auf die darunterliegende Leinwand abgebröselt. Hatte er offensichtlich bei sich, als er aus seinem Büro abhaute, wo immer das war, vermutlich in Bleicherode, wo einige der Ingenieure untergebracht waren, unter ihnen der glamouröse Wernher von Braun, oder womöglich aus den Büros, die neben dem KZ Dora tief in den Stollen lagen, wo sich in den letzten Tagen gespenstische Szenen abspielten – hier orgiastische Saufgelage und nebenan Massenerhängungen von Häftlingen wegen angeblicher Sabotage. Dieser kleine Kalender jedenfalls muss in seiner Tasche gewesen sein, als er, geduckt auf seinem Fahrrad an den Panzerkolonnen der US Army vorbei, in seine Unterkunft nach Friedrichslohra flüchtete, der puppenhaften hübschen Ortschaft am Fuß eines bewaldeten Berghangs.

Aber das war erst am 10. April. Für den 7. April gibt es erst mal den Eintrag: »10.00 Abmarsch«. Abmarsch von wem, wohin? 8. April: »11.00 Rückkehr nach O.« Einer der furchtbaren Evakuierungsmärsche, 36000 erschöpfte, kranke Häftlinge durchs Land getrieben, auf denen noch Tausende derjenigen starben, die das Programm Vernichtung durch Arbeit knapp überlebt hatten? Noch ein »Abmarsch« für den 9. April, »6.30«. Es bleibt auch offen, wohin dieser Abmarsch führte. Für den 10. April ist eingetragen: »Panzeralarm in Obergebra«. Am 11. April: »0.45 Ankunft in Friedrichslohra«.

Der 11. April war ein bedeutungsvoller Kriegstag. Eine Einheit der 3. US-Panzerdivision wird das KZ Mittelbau-Dora erreichen. Der Armeebericht beschreibt, was sie sahen: »Überall zwischen den Toten waren Lebende; ausgemergelte, zerlumpte Gestalten, deren fiebrig glänzende Augen widerstandslos auf ihre Erlösung durch den Tod warteten. Über dem gesamten Gelände lag der schreckliche Geruch der Verwesung. Und wie ein Klagelied der Hoffnungslosigkeit wurden die vereinten Schreie dieser Unglücklichen abwechselnd lauter und leiser. Es war ein Gemisch von Stöhnen, Wimmern, des Deliriums und des völligen Wahnsinns. Hier und dort wankte eine einzelne Gestalt, sie ging langsam, wie im Traum.«

Am nächsten Tag, Donnerstag, den 12. April 45, ist mein Vater also in Friedrichslohra und wird, pünktlich um 10.30 Uhr, beim Arbeitsamt vorstellig. Sein alter Arbeitsplatz war ihm ja sozusagen abhandengekommen. Ein großer Schwung seiner Kollegen ist schon eine Woche zuvor mit einem Schlafwagenzug der Reichsbahn, den sie ironisch »Vergeltungsexpress« nannten, in Richtung Süden getürmt. Und, er mal wieder, Glück gehabt! Bereits am Nachmittag gibt es etwas zu tun. In seiner feinen Schrift notiert er: »Umgraben im Garten.«

So geht es weiter. Am nächsten Tag, Freitag, der Eintrag: »Jauchepumpen«. Die Woche darauf: »Kartoffeln eingepflügt«. Am 19.4.: »Kartoffeln setzen«. Für den 20.4. gibt es schon einen von Verlagsseite gelieferten Eintrag: »1889 Geburtstag Adolf Hitler«.

Und in Friedrichslohra werden, eine Woche später, »Steckrüben gesetzt«. Auf den Seelower Höhen tobt jetzt die letzte, die Endschlacht vor Berlin. Aus dieser Landschaft wird man noch ein halbes Jahrhundert später, noch heute, Knochenreste aus dem Acker pflügen; aber mein Vater steht in Friedrichslohra auf dem Acker und steckt Rüben in die Erde.

Was mag er gedacht haben, auf den Feldern, mit den Füßen im Dreck? Fühlte er sich befreit? Vielleicht wie taub? War sein Kopf noch voller Bilder aus dem Lager, wo sich neben dem Krematorium bis zu fünfzig Meter lange Leichenstapel erstreckt hatten, oder den Szenarien der panischen Evakuierungen, den an Waldwegen liegenden sterbenden oder niedergeknallten KZ-Häftlingen? Regten sich in ihm, dem Jesuitenzögling, nun Schuldgefühle wegen seiner Mitarbeit an der Terrorwaffe? Oder bedauerte er vor allem, an diesem Zukunftsprojekt nicht mehr weiter tüfteln zu können, herausgefallen zu sein aus dem elitären Kreis der Forscher, so wie es in dem zerfledderten Schreiben der Elektromechanischen Werke an ihn heißt, mit Datierung vom 19.4.1945:

»Durch die inzwischen erfolgte Besetzung ist es uns leider unmöglich geworden, unseren Betrieb aufrecht zu erhalten, da der Zweck unseres Unternehmens nicht mehr weiterverfolgt werden darf. Jedes Gefolgschaftsmitglied muß daher einsehen, daß es infolge dieser höheren Gewalt (...) in der bisherigen Form nicht mehr beschäftigt werden kann.«

Was also ging in ihm vor? Man wird es nicht erfahren. Wir haben darüber nicht geredet, nicht gefragt, keine Antworten bekommen. Das ist leicht zu bedauern. Andererseits: »Was wäre denn gewesen, wenn sie geredet hätten, die Väter und Mütter, wie wir es uns nachträglich doch so dringend wünschen«, schreibt Gabriele von Arnim in ihrem nachdenklichen Buch *Das große Schweigen.* »Wäre es wirklich nur leichter gewesen?« Und die Frage ist – leichter für wen?

Ende des Monats geht es über Hannover mit dem Fahrrad an den Rhein, Rückkehr in das Dorf seiner Kindheit, wo es ja wie im Harz so schöne Fachwerkhöfe gibt. Dortselbst, auf den Äckern der Familie, heißt es schon am nächsten Tag: »Fahrt mit dem Holzgas-Trecker«. Zum gleichen Zeitpunkt trifft übrigens auch ein entkommener »Dora«-Häftling wieder bei sich zu Hause ein, in Frankreich, wo der Student Marcel Mathieu 1942 wegen Widerstand verhaftet worden war, dann deportiert über Compiègne, wo ja auch mein Vater einige Bilder geschossen hatte. Mathieu war dann wie er einige Zeit in Peenemünde, allerdings in einem KZ-Außenlager, und wird Mitte Mai 1944 nach Nordhausen in die Stollen von »Dora« verlegt. Zur Zeit der Befreiung des KZ Mittelbau-Dora befindet er sich im Sterbelager Boelcke. Von dort kann er fliehen. Als er in Frankreich eintrifft, wiegt er noch 27 Kilo.

Auch mein Vater hatte zu dieser Zeit Sorge um sein Gewicht. Für diese Wochen notiert er einmal 70 Kilo, dann geht es runter auf 65 und weiter 63, auf der nächsten Seite findet sich ein Rezept für »Zuckerkuchen« – 2,5 Pf. Mehl, ½ Pfund Zucker, ¾ Liter Milch, Hefe, etwas Salz – gehen lassen. Deutschland, Europa liegt in Trümmern, noch sind die Toten nicht geborgen, aber man kann schon wieder an Kuchen denken. Nicht zu vergessen, Notiz auf den letzten Seiten: »Musikalische Plaudereien. Standarddruckwerke für Klavier Anton J. Benjamin A. G. Leipzig«.

Die Jahreskalender der Fünfziger- bis Siebzigerjahre sind dann größer, 9 x 13, und in ein festes Plastik gebunden, ein mattes Blau oder ein pastelliges Grün, eben die Farben der schönen neuen Gesellschaft, sie wirken auch noch ein halbes Jahrhundert später makellos. Tatsächlich unterscheiden sie sich kaum von den Kriegskalendern. Auch hier findet man so gut wie nichts Persönliches. In den Fünfzigerjahren eine Notiz zur Größe der ersten Tochter (»C. 116,5 cm lang«). Und sie taucht noch einmal auf, im Jahr 1970: »Mit C und S zum Neuenasten Skifahren«. Ja, das bin ich, S wie Susanne, ich bin jetzt auch dabei! Das Buch aus dem Jahr 1952 ging wohl verloren, so wird mir erspart nachzuschauen, ob meine Geburt wichtig genug war, um verzeichnet zu werden, aber ich kann darauf verweisen, dass ich später zweimal vorkomme. Im Kalender des Jahres 1966 steht: »Nr. von Susannes Fahrrad – 158902. Schloß: Heli-Triumph«. Voilà.

Die große Leere ähnelt dem kompakten Schweigen, das ja auch zu Hause herrschte und natürlich in dieser ganzen fabelhaften Nachkriegsgesellschaft. Die Kalender zeigen also auf indirekte Weise, wie das Leben war in diesen Jahrzehnten. Er hatte Karriere gemacht, es bis zum Amtsleiter gebracht; aber anders als heute, wo niemand mehr meint, ohne *personal organizer* durchs Leben zu kommen – in den Kalendern des Amtsleiters M. sind gerade mal eine Handvoll Dienstfahrten pro Jahr verzeichnet, zu einer Außenstelle, zu einem Vortrag, zu einem Dienstleitertreffen, einer Amtsleiterbesprechung. Fahrten mit Bus oder Dienstwagen, der vorzubestellen ist. Da ist so eine Mattigkeit.

Gab es in den Kriegskalendern, in der Zeit vor der Ehe, noch Einträge über Geburtstage von Onkeln, Tanten und Schwestern, ja sogar 1945 einen Eintrag zum Geburtstag von »Irmgard Warnsdorf«, meiner Mutter, sind in späteren Büchlein diese persönlichen Dinge so gut wie gelöscht. Keiner aus der Familie taucht mehr auf, nicht einmal Geburtstage. Überhaupt fast nichts zur Familie. Ach doch, hier, 1966: »Hundi vom Trimmen abgeholt« (15. Juli 66). Das war unser süßer Pudel. Und einen Tag später: »Hundi heiß geworden«.

Themen, die mit Verve verfolgt werden, sind wie eh und je die Fahrten in den Schnee und die Urlaube am See. Segeln und Skifahren. Die Ankunft im Hotel wird notiert, die Kosten einer Tasse Kaffee, das Liftabo, der Skikurs. Immer wieder »Bestes Wetter!«, »Ideales Wetter!«, »Schönste Wolken«. »Heftiger Schnee«. »Ein Glas Apfelsaft«. Was es kostet.

Im Sommer: »Segelboot gemietet«. Was es kostet. Vormittags Massage, nachmittags segeln. »Schöne Wolken«.

Ganz langsam schleicht sich ein neues Thema ein. Liste von fünf »Wundernährmitteln« (Trockenmilch, Joghurt, Bierhefe, Weizenkeime, Rohrzuckermelasse). Mittel gegen Magenverstimmung (Alpan). Gegen Magenschmerzen (Ulcus special). Nerzöl gegen Gesichtsfalten.

Aber wieder zum Skifahren. Bester Schnee! Schönstes Wetter!

Es mehren sich Hinweise auf Blutkuren oder Chiropraktiker oder Augendiagnostik. Vermerke wie »nachmittags Kopfschmerzen« oder »mittags sehr müde«. Kalzium-Spritzen oder »Ultra-Spritze« werden notiert. Ein Mittel gegen Fußpilz. Isochinol gegen Juckreiz. Einige Tage Bettruhe – penibel notierte Temperatur: 36,7/37,6/37,8. Dazu der Puls: 105/73/71/70/90. »Unwohl- und Übelsein«. Endlich wieder Skiurlaub. »Herrliches Wetter!«

Im Juli 1963: »Kreislaufkollaps, 6 mal übergeben«. An einem Sonntag im August 1968 steht: »nachmittags nervös«, am nächsten Tag: »niedergeschlagen«. Notiz: »Gegen Grippe Rote Beete«.

Im Jahr 1970 der Eintrag »mittags sehr müde«. In derselben Woche: »abends starke Kopfschmerzen«. »Morgens Kopfschmerzen«. »Unruhig geschlafen«. »Müde u abgespannt«. »Müde, unwohl«. So schleppt es sich dahin. Der Meniskus, die Bandscheiben. Der Kreislauf, das Herz. »Müde«, dann »sehr müde«. »Schlecht geschlafen«.

Im Abspann indes, wie alle Jahre wieder, die schönsten Klavierstücke! Mendelssohns Violinkonzert e-Moll. Ein Liebeslied: »Still wie die Nacht, tief wie das Meer soll deine Liebe sein«.

Unter all den vielen kleinen Kalendern habe ich ein Lieblingsobjekt. Der Kalender des Jahres 1960! Es ist natürlich das Jahr, in dem ich mitdurfte in den Skiurlaub, einmal, ein einziges Mal, und meine Mutter auch. Das kleine Hotel, jeden Morgen in den Skikurs, ich erinnere mich, wie er immer wieder wie ein großer Vogel den Hang heruntergefegt kam und die kleine Truppe umrundete, die mit zitternden Knien Schneepflug stemmte. Er zeigte stolz auf mich, was nicht wenig dazu beigetragen haben mag, dass Skifahren auch für mich ein Lieblingssport wurde.

Mittags, wenn er und Mama in die Betten krochen, las ich ein im Gästezimmer ausliegendes Buch im XXL-Format – *Die Nibelungen.* Tiefe, einsame Versenkung in die Verse und Holzschnitte. Danach Apfelstrudel mit Sahne! Auch in diesem Kalender gibt es, in der unerschütterlichen feinen Schrift, die Ausgaben für »Kaffee, 1 Saft, Liftabos«. Und dann, am 19. März plötzlich – eine aufragende wackelige Kinderklaue. »Heimfahrt« steht da und »Schade«! Ein neuer Sound. Von mir! Und damit der auch ein bisschen hält, finden sich noch weitere drei Einträge in dieser Kinderkrickelkrakelschrift, einen für den 10. April: »Mamas Geburtstag«. Für den 26. August: »Papa Geburtstag«. Am 19. November: »Susannes Geburtstag«. Alles mal nachgetragen. Na bitte!

Sehr viel mehr gibt es auch über diesen Kalender nicht zu sagen, außer dass, im Abspann, wie immer, das Schöne beschworen wird: »Empfehlenswerte Rosen – Sutters Gold oder Eclipse«. Schöne Schallplatte: »Karo-mio-ben«, Richard Tauber, »Mein lieber Schatz, glaube mir wenigstens, ohne dich ermattet mein Herz«. Das Herz, wissen wir, hielt nicht durch, aber wir wissen nicht – wer war der Schatz?

WINZIGKEITEN

Wieso sind es die Winzigkeiten, die mich überwältigen? Weil sie sich heranschleichen, anspringen, aus dem Off, wo sie sich lange verborgen hatten und jetzt wiederkommen als eine immer schöne und zugleich schmerzliche Erinnerung, überraschend, geradezu hinterhältig, mit großer Wucht.

Tube Labiosan

Sie ist so klein wie mein kleiner Finger. Auf dieser Winzigkeit ist im Malkastenblau eine ganze Alpensilhouette entfaltet, über der eine Sonne aufgeht und gleißende Strahlen über die kühlen Gipfel streckt. »Verhütet und heilt Gletscherbrand«, steht darunter. »Nur in dünner Schicht möglichst vor, sonst nach Auftreten der ersten Bläschen auf der Schleimhaut der Lippen und der benachbarten Hautteile verreiben.« Labiosan! Es ist der Geschmack des ersten Winterurlaubs, eine Erfahrung des väterlichen Behütetseins. Wir stehen auf der Piste in Kühtai, sein Gesicht vor meinem, dieses lange Oval, braun, und darin oben die beiden blauen Augen und unten sein großer, mit Labiosan verschmierter Clown-Mund.

Einmal, wir sind morgens spät dran, überredet

mich Papa, einen kleinen Hang vom Hotel aus direkt runterzufahren, eine Direttissima durch Tiefschnee bis zum Fuß des Idiotenhügels, wo die Skischulen sich sammeln. Auf geht's! Kaum nehmen meine Ski Fahrt auf, senken sich ihre Spitzen in den weichen Schnee, und ich kippe vornüber. Ich liege jetzt wie in einer Baby-Yoga-Übung in exakter Linie längs auf den Brettern und mit der Nase vorn auf der Skispitze und pflüge wie ein zusammengeklapptes Taschenmesser durch das Weiß. Kaltes Brizzeln in Ohr und Nase. Unten, als die Geschwindigkeit nachlässt, kippe ich zur Seite, werde aufgesammelt und hingestellt. Tränen aus vereisten Augen. »Stell dich nicht so an«, raunzt er.

Die Tube Labiosan erinnert an das letzte Bild von ihm. Er steht vor einer weißen Bergsilhouette, die geliebte Diavolezza, nehme ich an; er steht da, prall im blauen Skianzug, und lächelt mit der ihm eigenen offenen, vertrauensvollen Art der Kamera zu. Ein Jahr später, und er war tot.

Bärenohr

Ich finde es in einer alten Pralinenpackung zwischen verblassten roséfarbenen Ripsbändern. Handtellergroß. Auf dem gerundeten Stück Stoff drehen sich braune fesche Locken, ich muss sie gar nicht anfassen, um festzustellen, wie glatt und beruhigend sich das Bärenfell anfühlt, auch wenn mein Bär es vielleicht nicht so cool fand, wenn wir an seinen Ohren wuschelten, rissen, bis sie ab waren. Mein Bär stand mit seinen stämmigen Beinen auf roten, mit schwarzem Gummi umrandeten Rädern und reichte mir, als er mir geschenkt wurde, bis unter die Arme. Es war ein Tier aus der Familie der Riesenbären, also von Steiff. Er kam zu mir als Geschenk von Onkel Prange, einem unserer Untermieter, der einen Bären an der kleinen Susanne gefressen hatte, vielleicht weil wir beide solche Rundlinge waren, wenn er auch nicht so umfangreich war wie sein Bruder, der ihn manchmal besuchte.

Staunend beobachtete ich diesen Mann, der wie ein riesiger Zapfen durch das Zimmer navigierte, sich vorbeischob an den dunklen geschnitzten Möbeln, mit denen es vollgestellt war, der mächtigen Anrichte mit den Säulen, dem riesigen, fast schwarzen Tisch mit den geschnitzten Stühlen. Das Hausmädchen, das Onkel Prange versorgte, pflegte sein Mittagessen auf einem weißen Tischtuch anzurichten, Braten in Soße, dazu Erbsen und Salzkartoffeln, alles ziemlich langweilig, das Herrliche aber war der Nachtisch: nur Schlagsahne, verfeinert mit Mokka. Pures Glück – dieser weiche Stoff auf der Zunge, dazu die Bitterkeit des Kaffees. Immer bekam ich einige Löffel ab und bettelte um mehr. Er sagte, wir würden doch schon gerecht teilen, ich sagte, das sei nicht gerecht, er so groß und dick, ich aber noch so klein, ich müsse doch noch wachsen und benötige daher mehr Sahne als er. Er lachte und fütterte mich weiter.

Dann wurde ich krank. Großes Trara. Ab ins Krankenhaus. Das Kind hat eine Gallenreizung. Woher? Großes Palaver. Die Essen mit Onkel Prange wurden verboten. Irgendwann war Onkel Prange weg. Aber der Bär blieb, er wurde so geherzt, dass er eine Art Glatze bekam, so viel wurde an ihm herumgeschmust und gerissen, dass ein Ohr ab- und dann verloren ging. Der Bär wurde dann von meinen Kindern wieder geherzt und herumgerissen, sodass schließlich auch das andere Ohr ab und seine Stirn blankgeherzt war bis auf die leinenen Kettfäden. Heute dient er mir als Fußablage vor dem Lesesessel.

Er trägt nun eine Art Toupé, in Blond. Eine Freundin hat eine Haupthaartransplantation vorgenommen. Es war noch vor Trump, heute käme natürlich niemand mehr auf die Idee, einem Bären einen orangeblonden Tuff zu verpassen, aber damals war man noch unschuldig, er bekam sogar die dazu passenden Ohren aus gelockter Wolle. Und hier ist nun das echte, das Original-Ohr. Anders als wir hat es in dieser Schachtel mit den Ripsbändern die Jahrzehnte überstanden, ohne zu ergrauen, es hat noch das volle satte herrliche Maronenbraun.

Küchenmesser

Die Klinge ist eine kleine Sichel, von vielen Jahren des Schneidens dünn geschliffen. Der Holzgriff grauweiß und liegt weich in der Hand. Wie angeschwemmtes Holz. »Es liegt so gut in der Hand«, pflegte meine

Mutter zu sagen in einem Ton zwischen Klage und Trotz, als müsse sie verteidigen, dass sie ihm die Treue hält. Es ist das Messer, mit dem unser Obst geschnitten wurde, die Apfelschnitze für die Kinder. Es gab auch ein elegantes Messer-Set zum Schneiden von Obst, die Griffe aus einem Plastik, das geometrische Muster in Ocker und Orange zeigte. Schick, aber unbrauchbar, weil stumpf. Und hier ist das kleine unansehnliche Messer, und wirklich, es liegt gut in der Hand.

WOLFGANGS KOFFER

Fundort: Keller/bei den ausrangierten Blumentöpfen

Der Koffer ist aus Pappe, deren Oberfläche mit winzigen weißen und grünen Quadraten bedruckt ist. Die Ecken sind gerundet, und dort, wo die Seitenteile und der Boden beziehungsweise der Deckel zusammentreffen, wurde eine grüne Litze mit weißem Faden aufgesteppt. Die beiden Schnappschlösser links und rechts vom Griff sind aus einem hellen angerosteten Metall, der Griff selber ist aus Plastik und hat eine Art gesteppter Prägung, die vorgibt, das Plastik sei aus gepolstertem Leder. Aber wozu brauchte es einen Ledergriff, der Koffer ist ja federleicht und misst nur 22 x 32 Zentimeter, er ist gerade 10 Zentimeter hoch. Wolfgangs Koffer!

Wolfgang ist meine Puppe, und sein Koffer war eines der Lieblingsobjekte meiner Kindheit. Schon weil ich natürlich eine Mädchenpuppe hatte haben wollen, aber nun wenigstens eine Jungenpuppe mit Koffer bekam! Angesichts der Tatsache, dass meine Schwester über Waltraud verfügte, die größer war als Wolfgang und auf dem Kopf echte Haare trug, die auf eine Tuchbespannung des Schädels aufgenäht waren und mit den bewimperten Glasaugen blinkern konnte, vielleicht ein nicht ganz genügender Trost. Aber nun ja.

Waltraud war einmal die Puppe meiner Mutter gewesen und wurde zu meiner Schwester durchgereicht, so wie die steif gewaschenen Pullis und Trägerkleider der großen Cousinen auf uns niederkamen. Sparen, sparen, sparen! Nur Wolfgang war neu, erwies sich aber, obwohl der Jüngste von uns allen, als äußerst empfindlich. Anders als Waltraud, die ja immerhin schon einen Weltkrieg überstanden hatte sowie eine Haarschneideattacke unserer Cousine (extremer Pagenkopf), musste er regelmäßige Kuren beim Puppendoktor einlegen. Irgendwas mit den Gelenken sowie Blutarmut, seine roten Bäckchen neigten dazu, zu erblassen, vermutlich weil er, anders als wir Kinder, sich erfolgreich weigerte, Rotbäckchensaft herunterzuschlucken.

Man schlägt den Kofferdeckel auf und stellt fest: Alles noch da, exakt gefaltet und gestapelt zwischen den mit einem braun-roten Karo bedruckten Kofferwänden. Seine Feincordhose, dazu die Popelinjacke in Signalrot mit angeschnittenen Ärmeln und der feschen Kapuze, die mit Schottenstoff gefüttert ist. Man macht die Jacke zu mit Riegelchen aus weißem Kunstleder, die auf winzige, wie Bambus aussehende Stöckchen geknöpft werden. Dabei ist offensichtlich ein Kunstlederriegel verloren gegangen.

Eine knappe Shorts aus petrolfarbenem Leinen, die wie eine Lederhose geschnitten ist; vorne über Wolfgangs nicht vorhandenen Geschlechtsteilen einen Latz hat mit gesticktem Eichenlaub und Trägern aus einer Paspel mit Edelweiß und roten Herzchen. Die Beinausschnitte sind innen mit roter Litze abgesetzt. Die Shorts sind die Sommerausstattung, alternativ also zur langen Lederhose, die Wolfgang seit Jahren stoisch trägt, während er bei mir in einem Regal herumsitzt und vermutlich darüber grübelt, wo seine anderen Sachen abgeblieben sind. Nun, hier waren sie die ganze Zeit, im Keller meiner Mutter, Verstecken spielen. Das hübsche Hemd aus weißem Leinen mit der verdeckten Knopfleiste. Die abgefahrene Kappe aus kirschrotem Cord. Der gemütliche Bademantel in rot-weißem Frottee, hier ist er und trägt noch die Spuren der letzten Fütterung, hellbraune Flecken. Banane?

Wolfgang, der in meinem Regal mit der Attitüde eines robusten Wanderers sitzt, in seiner alpinen Kluft inklusive Haferlschuhen und Lederhosen sowie dem grünen Hut mit Feder, ein Outfit, das ihn obersalzberggeeignet gemacht hätte und im Übrigen zu meinem kleinen Dirndl passte, weißes Leinen mit rosa Röschen, hinten ein sogenanntes Schößchen, innen ein Label »Appelrath & Cüpper«, nun, Wolfgang war für alles Mögliche gut, heute würde man sagen transage und transgender. Strammer Bursche, aber auch kuscheliges Baby. Einerseits. Andererseits: ein herziges Mädchen.

Für die Babyphase war es praktisch, dass Wolfgang exakt die Größe hatte, in der wohl auch mein Vater zur Welt gekommen war, und ihm deshalb dessen kleines Unterhemd aus gerippter Baumwolle passte sowie das kunstvoll gestrickte Jäckchen aus Topflappengarn, die Ärmel in glatt rechts, der Body in einem Lochmuster mit verdichteten Zwischenreihen, dort, wo mal die Babytaille lag. Es sieht jetzt sehr gilb aus, stelle ich fest, und muss wohl mal an die Sonne. Zu finden ist auch noch die Nabelbinde aus rosa gefasstem Flanell sowie eine improvisierte Windel aus einem weißen Dreieckslappen mit Bändern. Aus meiner eigenen Babyphase stammt der kunstseidene rosa Strampler, links gestrickt, obenrum eine gehäkelte Litze und dazu passend das Mützchen, das auf meinen Babyfotos zu sehen ist, seinerseits weiß mit einer umlaufenden rosa Schmuckreihe und dem rosa Bändchen aus Seidenersatz. Ein bisschen viel Rosa für einen Jungen?

Nun, keine Erwägung, die Wolfgang gequält hätte. Wie gern ließ er sich in die schicken Kleider stecken. Das rote Cordkleid mit dem angekräuselten weiten Rock und dem weißen Spitzenkragen (irgendwo musste es einen ordentlichen Restposten von rotem Cord gegeben haben!). Der Faltenrock aus Schwarz-Weiß-Piqué, dazu das gerade geschnittene rote Top, im Rücken zu knöpfen, very fifties. Und natürlich das Strickkleid aus dicker türkisfarbener Wolle, ärmellos, tatsächlich, aber mit einem weiten Rock, in den Blüten eingestrickt sind. Auf das schlichte Oberteil hat Mama in weißer Angorawolle zwei stilisierte Blumenzweige gestickt, aus dem gleichen puscheligen Zeug hat sie eine kleine Rolle gestrickt und um den Halsausschnitt genäht, sieht aus wie ein schmaler Pelzkragen.

Der Advent war die Zeit, in der sie sich für Wochen im Esszimmer einschloss, an den dunklen Nachmittagen stauten sich dann die Kinder vor der Tür und versuchten herauszuhorchen, was das wohl bedeuten sollte, das Knistern und Rascheln, das Rattern ihrer Nähmaschine. Ab und zu wagte jemand einen Blick durchs Schlüsselloch, was natürlich absolut verboten war, mit wüsten Drohungen, alle Geschenke würden schwuppdiwupp verschwinden, würde sie jemand vor dem Heiligen Abend erblicken, weshalb derjenige, der gerade nicht kieken durfte, hysterisch hin und her hüpfte und leise Neinneinnein zischte, aber es war gefahrlos, es war nichts zu sehen. Nur zu hören, das Ratterratter der Nähmaschine, ab und an etwas Geflüster, wenn die junge Frau, die Mama im Haushalt half, dabei war.

Machte es dann endlich Klingeling, ging die Tür auf, und der Weihnachtsbaum stand da und strahlte und auf der Anrichte diese süßen Kleider, Jacken, die winzigen Babyschühchen für Wolfgang mit der in einem komplexen Muschelmuster gehäkelten Litze – das wirkte dann natürlich alles wie vom Christkind leichthin abgeworfen, als himmlische Gabe, und war nicht mehr ihr Werk. Dabei hatte sie sich doch diese unendliche Mühe gegeben mit Ausschneiden und Zusammenstecken, Zusammensticheln, Bügeln, Verpacken, sie hatte wirklich alles gegeben, alles, was ihr möglich war, um uns Puppenmüttern eine gute Mutter zu sein.

Einmal, erzählte mir ihre Pflegerin Wernhild, hätten sie in diesem letzten Jahr, in dem meine Mutter noch lebte, über ihre Zeit als Mutter geredet. Sie habe ihr verraten, wie ungenügend sie sich gefühlt hatte als Mutter. Aber sie hätte doch ihre Kinder sicher ab und zu mal ordentlich in den Arm genommen, habe sie, Wernhild, begütigend zu ihr gesagt, und meine Mutter knapp: »Eigentlich nicht.« Also nicht, dass sie sich erinnere. Das mag wohl sein. Auch ich kann mich nicht an Kuscheln erinnern. Aber wahr ist auch, sie hat, in so vielen Jahren, so vielen Stunden, diese herrlichen Klamotten für Wolfgang hergestellt und sie dann, als wir schon lange aus dem Haus waren, so viele Jahre in seinem kleinen Koffer aufbewahrt, für uns und unsere Kinder.

POESIEALBUM

Fundort: Schreibtisch rechts unten

Kleines Buch in rotbraunem Leder gebunden, Oberfläche fein genarbt. Von der Rückseite her reicht eine zweifingerbreite Schnalle aus demselben Leder nach vorne, wo ein kreisrundes Schloss eingesetzt ist. Schlägt man es auf, sieht man ein Vorsatzpapier in einem matten Hellblau, darauf sind in dunkelblauen Silhouetten stilisierte Blüten gedruckt. Schnittkanten der Blätter vergoldet.

Das feste Papier ist cremeweiß und sehr glatt, zu den Kanten hin haben die Blätter des Buches einen Verlauf zu Patina. Jedes Blatt ist mit einer sauberen Kringelschrift beschrieben, in der ich die Hand meiner Mutter erkenne, aber nicht lesen kann. Sütterlin! So viel ist aber klar, es sind Gedichte, hier sind Seiten um Seiten von Gedichten, sauber abgeschrieben und dabei noch auf einen anständigen Rand geachtet. Als Kind konnte ich diese Schrift noch mühsam entziffern, dann stellte meine Mutter ihre Schrift auf Lateinisch um, damit wir Kinder ihre Notizen oder Karten aus dem Urlaub problemlos lesen konnten, so kam ich aus der Übung. Jetzt kann ich gerade noch die Namen unter diesen Gedichten erraten. »Chr. Morgenstern«. Tatsächlich »Lavater«. Oder »Gerhart Hauptmann«. Viel »Goethe«. Natürlich »Hölderlin«.

Wann hat sie bloß an diesem Buch geschrieben? Es gibt nur, auf halber Strecke, zwei Datierungen: 24. Januar 1945. Dann: 24. XI. 45.

Die letzten 18 Seiten zeigen ansatzlos ein anderes Schriftbild, jetzt sind es lateinische Lettern, also die Schrift, die ich kenne. Gerade steht oben auf der Seite noch das Sütterlin-Gekrakel, der nächste Vers, den ich jetzt tatsächlich lesen kann, lautet:

»Wenn sich zwei Herzen scheiden, die sich dereinst geliebt, das ist ein großes Leiden, wie's größer nimmer gibt.«

(Emanuel Geibel)

Zwei Herzen. Wessen Herzen? Was war passiert? Was hat sie bewogen, das Schreiben von Gedichten abzubrechen, und was ist passiert, dass sie sich hinsetzte, um das Schreiben in diesem alten Poesiealbum wieder aufzunehmen? In lateinischer Schrift!

Das rote Poesiealbum ist, genau genommen, eines von drei Poesiealben, die ich fand, alle am selben Ort in dem riesigen Schreibtisch. Die anderen beiden sind aber von viel früher, und sie wirken improvisiert. Sie sind von Hand hergestellt, also handgebunden und bemalt. Es sind eigentlich Hefte, Größe DIN A5. Umschlag aus Pappe. Das dünnere der beiden hat auf dem Umschlag einen schmalen Zierrand, der mit gelbem Buntstift ausgemalt ist, im oberen linken Teil neigen sich fünf blaue Glockenblumen an langen Stielen der Bildmitte zu, und rechts unten steht die Schrift:

»Ein/kleines Brevier/für dich und mich.« Für

»mich«, also Mama – und wer ist »dich«? Das kann man jetzt nicht mehr fragen. Es sind zehn Blätter mit Gedichten, viel Fontane, einmal Eugen Roth. Das dickere der beiden selbst gebastelten Gedichtalben – es wurde mit grünem Stickfaden gebunden – hat ebenfalls einen goldgelben Rand, der durch einen umlaufenden Kranz aus herrlichen Blumen verstärkt ist, man sieht Narzissen und süße Bellis, Sonnenblumen und prickelige blaue Disteln, blühende Zweige und oben mittig eine Sonne, die ihre Strahlen über dem Titel ausschüttet: »Immerwährender Liebeskalender«. Wie schön sie doch malen konnte!

Jede Doppelseite ist sorgsam koloriert. Links steht ein Monatsbild, für Januar etwa wurden zwei Vögel auf weiß gepolsterten Tannen platziert, und nach oben hin schwingen sich zwei Vögel in die taumelnden Schneeflocken hinein. Rechts dann die Sütterlinverse. Für April liegt über der linken Seite ein Haselzweig mit Kätzchen, und darüber apportiert ein Vogel einen Glockenblumenstiel, Primula veris, rechts regnen sich Wolken heftig ab über einem Gedicht, »April! April!«. Unter dem Gedicht jagt ein Hase durch ein Blumenbeet, auf dem Narzissen eifrig nicken. Alles gemalt.

Für den Juni: Kirschen am Baum. Im Juli: Sense im Korn und rechts daneben, über dem Gedicht, sitzt ein Vogel auf einem Zweig, der den Kopf in den Nacken legt und schmettert, was die Stimme hergibt. Dezember: eine Christrose, Helleborus niger, von Schneekristallen bestäubt. Auf der rechten Seite, unter dem letzten Gedicht, liegt eine dichte Schneedecke, unter der ein rotes Herz pocht, das nach oben hin eine Fontäne von rotem Blut versprüht. Darüber Sterne an einem dunkelblauen, eisig wirkenden Nachthimmel.

Jede Blume sitzt. Jedes Blatt ist sorgsam entworfen, fein gezeichnet, ausgemalt. Worum handelt es sich hier? Sind es Schularbeiten für den Kunstunterricht? Geschenke für einen Geliebten, vielleicht in Kriegszeiten hergestellt, improvisierend, weil Bücher schwer zu bekommen waren? Und wer, bitte schön, nachgefragt, wäre also »dich« in »für dich«? Noch drängender natürlich die Frage, wie es nur sein kann, dass ein Kind seine Mutter so wenig kennt, ihr so fern ist, dass es von dieser Leidenschaft für Poesie nichts, einfach überhaupt nichts, wirklich gar nichts mitbekommen hat? Die Antwort ist einfach, sie hat sie offensichtlich nicht mit uns geteilt, diese Leidenschaft für Lyrik. Obwohl es ihr wichtig war, über Jahrzehnte, das ganze Leben lang. Aber sie hat nicht mit uns darüber geredet.

Ich stelle mir vor, wie sie an ihrem Schreibtisch saß, der so etwas wie das Gravitationszentrum unseres Lebens war. Dort wurden »die Finanzen« verwaltet, wie sie nicht ohne Stolz zu sagen pflegte, die Wasserabrechnung geprüft, die Stromabrechnung beäugt, die Darlehen bedient, die Wechsel für die Töchter ausgestellt, die Schecks für Geburtstagsgeschenke der Enkel fertig gemacht (»Kauft ihm was Schönes«), die Kontoauszüge abgeheftet, es war ihr selbst gewählter

Arbeitsplatz, sie zelebrierte ihren Einsatz (»den ganzen Morgen wieder am Schreibtisch«, pflegte sie lustvoll seufzend mitzuteilen). Und jetzt die Vorstellung, dass sie dort saß, von uns allen unbeobachtet, und Gedichte abschrieb.

Meine Mutter war immer eine Lesende gewesen, man erinnert sich an sie, wie sie im Liegestuhl lag, hinten im Garten, beim Birnbaum und dem kleinen Gartenhaus, und las, aber sie las da ja keineswegs Lyrik, sie versenkte sich in fette Romane, sentimentale Pageturner, immer war es mir so vorgekommen, als hätten diese ganzen Georgette-Heyer-Schnulzen und Pilcher- Romanzen auf sie abgefärbt, einen Rosafilm über ihre Augen gelegt, etwa wenn sie aufseufzend von den »goldenen Locken« eines meiner Boyfriends schwärmte. Aber Lyrik? Ernsthaft? Ja.

Es findet sich so viel Lyrik, dass sie offensichtlich auf den Seiten des kleinen Lederbuchs gar nicht unterzubringen war. Sie hatte Gedichte säuberlich ausgeschnitten und vorne in das rotlederne Poesiealbum gelegt, bis es nicht mehr zu schließen war. Es findet sich ein Ausschnitt aus der Packung eines Schlafmittels namens »Noludar«, auf dessen Rückseite ein Gedicht von Eugen Roth abgedruckt ist: (»Ein Mensch denkt nachts in seinem Bette, was er gern täte, wäre, hätte ...«). Oder hier: Zettel, auf der einen Seite ein Rezept für »Polnisches Kaninchenragout« (»1 Kaninchen in Portionsstücke zerlegen und 24 Stunden in folgender abgekühlter Marinade einlegen: 1 Mohrrübe, 1 Zwiebel ...«) und auf der

Rückseite, schnell geschrieben, in ihrer Schrift: »Gut erzogene Menschen erkennt man daran, dass sie schlecht erzogene Menschen wie gut erzogene behandeln« (Noël Coward). Und hier: ein kleines viereckiges Papier, wie von einem Zettelblock. Krakelige Handschrift: *»There I stood and watched passing by on noiseless wings a bewildered butterfly«* (Robert Frost).

Ein Kalenderblatt, daumenhoch, vom 10. Juni/Pfingstmontag. Auf der Rückseite ein winziger Druck: »Was vergangen, kehrt nicht wieder, aber ging es leuchtend nieder, leuchtets lange zurück« (Förster).

Abschnittstück von dieser weißen Pappe, wie sie sich in jeder Strumpfhosenpackung findet: »Es gibt nichts Gutes, außer: Man tut es!« (Erich Kästner).

Ein Lesezeichen, auf dem ein Nest mit Ostereiern abgebildet ist, auf der Rückseite: »Ich schlief und träumte, das Leben wäre Freude, ich erwachte und sah: das Leben war Pflicht. Ich handelte und siehe: die Pflicht war Freude« (Tagore). Sieh an, das hat sie mir in mein Poesiealbum geschrieben, ein in leuchtend rotem Veloursleder gefasstes kleines Buch, das nach einigen Einträgen von Freundinnen allerdings leer blieb, vernachlässigt wurde, dann verloren ging.

Es findet sich ein etwas zerknittertes Blatt mit beschädigtem Rand, kleinen Einrissen und gilben Spuren der Zeit, von oben bis unten beschrieben:

Zeit gegenwärtig und Zeit vergangen
Beide vielleicht gegenwärtig in der Zeit Zukunft
Und Zeit Zukunft eingeschlossen in Zeit vergangen
Wenn alle Zeit ewig gegenwärtig ist
Bleibt alle Zeit nicht erlöst.

Was hätte sein können ist Abstraktion
Bleibt ewig Möglichkeit
Allein in einer Welt der Spekulation
Was hätte sein können und was war
Deuten auf ein Ende, das immer gegenwärtig ist.

Schritte hallen in der Erinnerung
den Weg entlang, den wir nie gingen
zur Tür, die wir nie öffneten
In den Rosengarten …

(Aus *Four Quartets I* von T. S. Eliot)

T. S. Eliot. Zu denken, sie las Eliot, über dessen Gedichte mein Doktorvater mit Leidenschaft Vorlesungen hielt, in denen er diese Verse aus Eliots *Four Quartets* mit einer solchen Ergriffenheit zitierte, dass sein dicker Kopp, der ganze wuchtige Schädel, ins Vibrieren geriet und seine Stimme zitterte, in diesen Pflichtvorlesungen, die ich besuchte, weil ich ja englische Literatur studierte, so viele Jahre herumdokterte, dass es ihr vor den Nachbarn, dem Herrn Prof. Dr. Dr. und seiner Gattin, offensichtlich peinlich war – und nie, nicht *ein* Mal haben wir über Literatur geredet, über das, was sie ihr bedeutete.

Das alte rotbraune Lederbuch hat übrigens auf

der ersten linken Seite eine Art Motto, es ist in lateinischen Buchstaben geschrieben, vermutlich also zu einer Zeit, in der ich schon auf der Welt war, das Motto lautet: »*On revient toujours à ces premiers amours!*« – Man kehrt immer zu seinen ersten Lieben zurück. Auf Französisch! Erinnerung daran, wie stolz sie zu erwähnen pflegte, sie habe ja immerhin auch Abitur gemacht, wenn auch danach nur eine Ausbildung zur Versicherungsangestellten.

Dazu, zu dieser Widmung, passen die beiden letzten Seiten des Albums, auf die ich stoße, als ich gedankenverloren die letzten zwanzig, dreißig leeren Seiten des Buches durch die Finger gleiten lasse. Auf den allerletzten beiden Seiten findet sich so etwas wie ein Personenregister in drei Spalten. Säuberlich verzeichnet, die Versicherungssachbearbeiterin lässt grüßen!

Links steht eine Liste von Jahreszahlen, sie beginnt mit den Jahren 1935/36 und endet mit dem Jahr 1947/48. Jedem Jahr sind eine Reihe von Namen zugeordnet, also drei Namen für 1935/36 (Kurt M., Günter H., Leonard S.), vier Namen für 1936/37, tatsächlich zehn Namen für die Jahre 1938/39 und 1940/41 (Fritz, Rudi, Martin, Karl, Kurt, Walter etc.).

Im Jahr 1942 taucht der Name meines Vaters auf (Dr. M), als einer von zwei Namen. Es ist das Jahr, in dem mein Vater, damals Assistent an der Technischen Hochschule, ausgebombt wurde und in den Trümmern nach den Überbleibseln seiner Siebensachen suchend von Opa aufgegabelt wurde, der ihm dann Obdach bot. Es war das Jahr der schweren Luftangriffe auf Hannover. Bomben regneten auf die Stadt, in koordinierten Angriffen der Royal Air Force und der Air Force der United States. Der schlimmste Angriff fand am 9. Oktober 1943 statt, er machte aus der Altstadt qualmenden Schotter. Am nächsten Tag, so Zeitzeugen, hing so dichter Rauch über den Trümmern, dass es den ganzen Tag nicht hell wurde. Insgesamt waren bei 88 Angriffen nahezu zwei Millionen Brandbomben und Zehntausende von Sprengbomben abgeworfen worden, gezählte 6782 Tote. Am 10. April 1945 besetzte die US Army die Stadt. Für das Jahr 1945/46 verzeichnet die Liste im Poesiealbum meiner Mutter die Namen Jimmy, Jo, Graham, Jerry. Hinter 1947/48 stehen noch vier Namen, dann bricht die Liste ab.

Hinter sechs Namen der Liste stehen Minuszeichen, eingetragen für: vermisst? Trennungen? Tot? Am Ende waren alle meine Freunde tot, pflegte sie mit Ingrimm zu sagen. Hinter fünf Namen ein fettes Kreuzchen, da der letzte Name mit Kreuzchen der meines Vaters ist und ich die anderen vier Namen aus Erzählungen meiner Mutter kenne (»Ich nannte ihn Kurtchen«), nehme ich an, dass es sich um die ernsthafteren »Techtelmechtel« handelte, wie sie es gesagt hätte.

Wie steht es im Ehevertrag, den mein Vater aufsetzte, Absatz zwei? »Die Ehe kann nur Bestand haben, wenn sie auf absoluter Kameradschaft, gegenseitigem Vertrauen, Treue und Liebe aufgebaut ist. ›Freundschaften‹ können daher nebenbei nicht bestehen bleiben.« Aber es lässt sich eben nicht alles verordnen. Über viele Jahre, und auch noch, als mein Vater längst tot war und die Kinder nur gelegentlich vorbeischauten, konnte es passieren, dass nachts, also so gegen elf Uhr abends, das Telefon ging und sie dann abnahm und atemlos telefonierte. Mit wem? Das brauche er gar nicht zu sagen, lächelte sie dann, es klingele, und wenn sie abnehme, würde er sagen: »Ich bin's.«

Als ich die Nummer, die sich im Familientelefonbuch fand, anrief, um zu sagen, dass sie tot sei, nahm allerdings seine Frau ab. Sie war sehr liebenswürdig, dann rief sie ihren Mann, und ich sagte ihm, meine Mutter sei tot. Kleine Pause. Ich dachte, er hätte mich vielleicht nicht verstanden und wiederholte: »Irmgard ist tot.« Wieder Pause. Dann sagte er höflich: »Und wie geht es Ihnen?«

DAS UNERTRÄGLICHE, DAS LETZTE

Die letzten Dinge. Das Haus ist leer, und sie ist tot. In ihrem Seniorenheim, das Zimmer dort ist geräumt, muss nur noch einiges, also in einer letzten Kiste, zusammengerafft werden, aus ihrem Badezimmer.

Körperbürste.

Kleine Flasche Nasentropfen.

Augensalbe. Gesichtscreme. Eine Tube Wund- und Heilsalbe.

Paracetamol. Novalgintropfen. Das Fieberthermometer.

Die elastischen Binden für die Füße.

Nivea-Pflegebad in der XXL-Flasche. Das Aufbau-Shampoo »Trockenes, brüchiges & strapaziertes Haar« für »Widerstandskraft & Geschmeidigkeit«.

Ein Fächer aus Perlmutt und weißen Spitzen.

Die Haarbürste, in der weiße Haare hängen.

Die letzten Dinge sind immer banal. Am Ende bleiben die Räume, die unser Zuhause waren, leer zurück, andere Menschen werden kommen und sie mit ihren Dingen füllen.

TRANSFORMATIONEN

Der Sommer mit den Dingen im Haus meiner Eltern hat mein Leben ein wenig verändert. So, wie ich über sie denke und über mich, als ihr Kind. Über uns, als Familie. Einiges ist klarer geworden. Ihre Leidenschaften sind oft auch meine, die damit nicht mehr ganz die meinen sind. Wie mein Vater liebe ich die Fotografie und gärtnere für mein Leben gern. Wie meine Mutter würde ich jederzeit meinen Kontostand verwegen reduzieren, um ein betörend schönes Kleid zu kaufen, und könnte mich daran jeden Tag aufs Neue erfreuen. Ich verstehe jetzt, dass ich wie sie zu oft von Angst erfüllt bin.

Wie mein Vater fühle ich mich vielleicht am glücklichsten, wenn ich in einer Landschaft bin, ein Gefühl, das von Einsamkeit durchwoben ist. Sobald jemand Chopin spielt und der erste Ton des »Nocturne« erklingt, denke ich schmerzlich an ihn und finde es vollkommen unbegreiflich, wie jemand verschwinden kann mitsamt so einer großen Leidenschaft, wie er sie für Musik hatte. Und ich verstehe mit Erstaunen, wie fern mir die Menschen waren, mit denen ich so viele Jahre eng zusammenlebte. Er ist, als hätte sich inmitten der Familie ein Schweigen verdichtet und uns unnachgiebig auseinander gehalten. Vieles an ihnen ist mir fremd und unbegreiflich. Es bleibt ein

Gefühl der Demut. Die Dichterin Ellen Hinsey formuliert es so: »Die Evolution hat dafür gesorgt, dass wir nie ganz fassen können, dass die Unvollkommenheit des Lebens kein zufälliger Irrtum ist, sondern seine *conditio sine qua non.*« Ich sehe heute auch, wie viel Mühe sie sich mit ihrem Leben gegeben haben und mit ihren Kindern.

Als ich das Haus meiner Eltern geleert hatte, hatte sich unser auf Frugalität angelegter Lebensstil ziemlich verändert. Es ist voller geworden bei uns. Im Wohnzimmer steht jetzt ein Bauernschrank, der sich als Prunkstück gibt, in ihm finden sich handgemalte Gedecke von Meissen und kapriziöse Kaffeetässchen aus Limoges – bei uns, die wir so stolz darauf gewesen waren, mit einfachem weißen Geschirr durchs Leben zu kommen!

In der Diele steht ein uralter Eisenofen, der schon in meiner Kindheit ausrangiert war, weil meine Eltern einen modernen Kohleofen angeschafft hatten, ein Ungetüm aus blau emailliertem Stahl, und der alte, der meinen Urgroßeltern mal als Wärmequelle diente, vor über hundert Jahren, in ihrem Fachwerkhof im Rheinland, macht sich nun wieder nützlich, weil in ihm alle Schals und Handschuhe verschwinden, die mich im Winter warm halten.

In meinem Kleiderschrank hängen viele Dinge, die ich mir nie im Leben angeschafft hätte. Ein zitronengelbes Kostüm, Piqué mit Blumenprägung. Ein Leinenkleid – enges Mieder, kastiger Ausschnitt, in breiten Falten angesetzter Rock –, auf das wie mit breitem Pinsel bunte Farben gemalt sind wie auf einer Malerpalette. Zwei Pelzmäntel, jawohl, der Nerz unter der taupefarbenen Wildseide, jetzt von ausschweifendem Piroschka-Stil auf schmal getrimmt, dann der Lammfellmantel im Stil der Fünfziger. Für meine Hunderunden. Ein Kaftan für den Strand. Ihr knitterfreier Reisemorgenrock. Das schwarze Jäckchenkleid, das sie zur Beerdigung unseres Vaters, ihres Mannes, getragen hatte.

In ihre Kleider zu schlüpfen ist immer noch, wie schon in meiner Kindheit, eine Möglichkeit, ihr nahe zu sein. Es hat heute natürlich auch etwas Melancholisches. Bei ernsthafter Betrachtung wird klar, dass man sich jetzt sein ganzes Leben nie mehr etwas anschaffen müsste, weil man ja selber auch nicht mehr so viel Strecke vor sich hat. Der Blick kehrt sich von den Eltern auf einen selber zurück, man versteht besser, dass man bald gehen und auch viele Dinge zurücklassen wird, die dann andere prüfend hochheben, also das, was ich so angesammelt habe.

Ich ertappe mich dabei, dass ich schon begonnen habe, bei den Kindern für meinen alten Sekretär zu werben, an dem ich schon als Vier- oder Fünfjährige saß und kleine Dinge in den kleinen Schubladen versteckte, um in ihnen eine Zuneigung für dieses Möbel zu wecken, dessen Gegenwart ich ein Leben lang als tröstlich empfand (sehr praktisch, sage ich, relativ klein, passt überall hin). Aber was werden die Kinder sagen, wenn sie sich über die Dinge beugen, die ich gerade noch angeschafft habe, auf ein Letztes, wie meine Mutter es zu tun pflegte, mit diesem gierigen »Wann, wenn nicht jetzt«?

Die süßen Likörschalen in safrangelbem Glas, Minitrichter für Limoncello, dachte ich mir, falls ich mir überhaupt was dachte, wo ja schon die Likörgläser meiner Eltern und die meiner Großeltern im Schrank Staub ansetzten. Und wieso noch die neuen stylishen Cocktailschalen, wirklich nur, um dem »Christmas Manhattan« von Marie einen stilvollen Rahmen zu geben (2 Teile Bourbon, 1 Teil Antica Formula, ½ Teil Maraschino, Spritzer Spicy Bitters, abseihen über eine Cocktailkirsche...)? Wie durchgeknallt ist das denn? Die Söhne werden meinen schmalen Midi-Rock hochheben, der dieses wundervoll eingewebte Ikat-Muster aus Bleu und Orange hat auf einem Fond aus Creme. *»What the fuck!«*, würde der eine sagen und der andere: »Dries Van Noten. Krass! War das jetzt aus Paris?«

Im Stuhl liegt ein kleines Kissen, auf dessen Stoff sich verschwommene rote Rosen über einen matten gelben Hintergrund ausbreiten, der früher einmal als Gardine in dem Wintergarten hing, in dem unsere Tante Gretchen aufgebahrt war. Es gibt einen Morgenmantel mit einem schönen Dreißigerjahre-Muster, grüne und rote Rauten ineinander verschoben, aus den Gardinen meiner Tante Susi, nach der ich benannt bin. Aus dem Fohlenmantel, den meine Mutter sich von ihrem ersten Gehalt kaufte, als noch niemand wusste, auf welch furchtbare Weise Fohlenfell gewonnen wird, habe ich eine Decke machen lassen, die über das Sofa geworfen wird, wenn robuster Besuch erwartet wird.

Einige Dinge versuchen wir jetzt schon auszusortieren, also sie, die Kinder. Heben mit fragender Miene den alten Hundekorb hoch, in dem vor fünfzig Jahren Hundi, unser Pudel, ein schwarzer Puschel, lag (»Wie süß er guckt! Oder guckt er gar nicht? Wo ist vorne?«), und sie fragen, ob der denn noch zu was nütze wäre, und ich sage, na ja, ich habe ihn damals von Omi mitgebracht und mir dann auch einen Hund angeschafft. Und jetzt? Na ja, wie soll ich es sagen, irgendwann hat man ja vielleicht wieder einen Welpen. Kann man natürlich nicht sagen, wenn der Hund daneben steht und einen aufmerksam anguckt.

Der alte Teddy, den mir der alte dicke Untermieter schenkte, ein Vorgang, heute in aufmerksamen Zeiten undenkbar, ist auch noch da, er dient, wie gesagt, als Fußschemel vor dem Lesesessel. Da der Teddy mit allen Tatzen auf einem Gestell mit rot emaillierten, dick mit Gummi gepolsterten Rollen aufgeschraubt ist, kann man ihn einfach hin- und herschieben, wo man ihn gerade braucht, gleichzeitig hat man immer ein Spielzeug parat für Kinderbesuch.

Der Stopfkorb hat sich lebensverändernd ausgewirkt. Ich flicke jetzt wieder. Wenn ich flicke, denke ich an meine Kindheit und fühle mich, während ich Fäden aufziehe, seltsam versöhnt. Natürlich hat der Stopfkorb Glück gehabt, dass er in einer Zeit zu uns stieß, als Vivienne Westwood, die alte Radikale, gerade dazu aufgerufen hatte, sich nicht dauernd neues Zeug anzuschaffen, sondern das alte zu pflegen, da kam sie fast so rüber wie meine Mutter, die allerdings nicht so viel Latex trug und auch nicht gewusst hätte, womit das zu flicken sei.

Mamas kleiner weißer Anorak aus Seide, der, von dem sie immer sagte, er sei so herrlich leicht. Kann weg? Sie trug ihn in ihrem letzten Sommer, als sie vor der Tür saß und mit ihrer Freundin über die alten Tanten herzog, die in einer Seniorenresidenz an einem vorbeiziehen, eine Beschäftigung, bei der man wohl gut vergessen kann, wie alt man selber ist. Die Familie findet, er könne jetzt weg, aber ich verteidige den alten Anorak, indem ich sage, dass ja auch ich vielleicht mal nur so rumsitze, also im Rollstuhl, und froh bin, wenn ich dann einen kleinen leichten Anorak aus Seide über den Schultern habe. Die Kinder schauen besorgt.

Es gibt jetzt im Keller einen neuen Stapel Kisten, die angelegt worden sind, in denen sich die Dinge befinden, die bewahrt werden sollen für die Zeit nach mir, die neuen Generationen. Die Papa-Kiste, darin sind die wundervollen Instrumente, mit denen er zirkelte und rechnete, sie liegen da in ihren Holzschatullen, die mit kaiserlich rotem Samt ausgeschlagen sind, worin sich kleine Vertiefungen befinden, in welche die Zirkel, die fein gravierten Metallkreise exakt hineinpassen wie in ein schönes Grab. Dazu die Ahnentafel, die Feststellung der arischen Abstammung, die Metalldose, in der an der Front das Essen ankam, seine alte Rolleiflex, die lobenden Empfehlungen für seine Arbeit an der Wunderwaffe Hitlers, die ja auf gewisse Weise, also gefühlt, auch seine war.

Die Mama-Kiste mit ihrem Hochzeitsnachthemd, den kleinen Kalendern mit Goldschnitt und ihrem ewig repetierenden Eintrag »kleine Wäsche« und »große Wäsche«. Eine Familien-Kiste mit den Briefen, welche die frommste unserer Vorfahren aus ihrem Klosterknast schrieb, dazu die kleine Kollektion von Todesanzeigeblättchen. Die Idee solcher Kisten war mir einmal in einer Ausstellung des Museums für Moderne Kunst in Frankfurt gekommen, das die Jahresboxen von Andy Warhol zeigte, in denen der Künstler die Schätze eines jeden Jahres verpackte: Einladungen, Konzertkarten, Briefe, das, was das Leben angespült hatte.

Nun also Familien-Kisten, kuratierte Vergangenheit, in denen die nachfolgenden Generationen stöbern könnten, wenn sie wissen wollten, wer wir waren. Eine schöne Idee, finde ich. Allerdings muss der Keller jetzt geräumt werden, weil wir das Haus aufgeben, es ist ja zu groß geworden, also für mich, seit die Kinder weg sind. Neulich standen wir im Keller, vor diesen Kisten, und die Kinder sagten: »Oha. Und wohin damit?«

LITERATUR

Gabriele von Arnim, *Das große Schweigen. Von der Schwierigkeit, mit den Schatten der Vergangenheit zu leben*, München 1999, S. 268

Philipp Aumann, *Rüstung auf dem Prüfstand. Kummersdorf, Peenemünde und die totale Mobilmachung*, Berlin 2015, S. 90f.

Roland Barthes, *Fragmente einer Sprache der Liebe.* Aus dem Französischen von Hans-Horst Henschen, Frankfurt a.M. 1984, S. 116

Thilo Bode, *Die Diktatur der Konzerne. Wie globale Unternehmen uns schaden und Demokratie zerstören*, Frankfurt a.M. 2018, S. 118

Joan Didion, *Blaue Stunden.* Aus dem Amerikanischen von Antje Rávic Strubel, Berlin 2011, S. 9ff, 78

Donata Elschenbroich, *Die Dinge. Expeditionen zu den Gegenständen des täglichen Lebens*, München 2010, S. 16

Sigmund Freud, Jenseits des Lustprinzips, in: ders., *Psychologie des Unbewußten*, Studienausgabe, Frankfurt a.M. 1989, S. 225

Daniel Goffart, *Das Ende der Mittelschicht. Abschied von einem deutschen Erfolgsmodell*, Berlin 2019, S. 38

Ellen Hinsey, Notizbuch C. Über das Unbehagen des Seins in der Zeit, in: *Des Menschen Element.* Aus dem Englischen von Uta Gosmann, Berlin 2017, S. 119

Harald Jähner, *Wolfszeit. Deutschland und die Deutschen 1945–1955*, Berlin 2019, S. 375, 405

Marie Luise Kaschnitz, Menschen und Dinge 1945. Zwölf Essays, zit. nach Donata Elschenbroich, *Die Dinge. Expeditionen zu den Gegenständen des täglichen Lebens*, München 2010, S. 52

Hermann Lübbe, in: Harald Jähner, *Wolfszeit. Deutschland und die Deutschen 1945–1955*, Berlin 2019, S. 397

Tanja Maljartschuk, *Blauwal der Erinnerung*. Aus dem Ukrainischen von Maria Weissenböck, Köln 2019, S. 8

Daniel Miller, *Der Trost der Dinge*. Aus dem Englischen von Frank Jakubzik, Berlin 2010, S. 16

Joachim Neander, *»Hat in Europa kein annäherndes Beispiel«. Mittelbau Dora – ein KZ für Hitlers Krieg*, Berlin 2000, S. 76, 155

Niko Paech, *Befreiung vom Überfluss. Auf dem Weg in die Postwachstumsökonomie*, München 2012

Thomas Pynchon, *Die Enden der Parabel*, Reinbek bei Hamburg 2015, S. 14, 277

Isaac Rosa, La habitación oscura, zit. nach César Rendueles, *Kanaillen-Kapitalismus*, Berlin 2018, S. 246

Johan Schloemann, »Weg damit. Wer für die Schätze seiner Eltern und Großeltern weder Platz noch Verwendung hat, empfindet das Erben als Last. Über einen ganz eigenen Generationenkonflikt«, in: *Süddeutsche Zeitung*, 7./8. 1. 2017

Marie Schmidt, »Gefühle, so peinlich«, in: *Süddeutsche Zeitung*, 2. 2. 2019

Yoko Tawada, *Sendbo-o-te. Roman*. Aus dem Japanischen von Peter Pörtner, Tübingen 2018, S. 50

Jochen Temsch, »Ausverkauft. Der boomende Tourismus macht besonders in Europa aus Städten Museen und den Bewohnern das Leben schwer. Die ersten

verlangen jetzt Eintritt. Über den Fluch der Attraktivität«, in: *Süddeutsche Zeitung*, 23.2.2019
Sergej Tretjakov, *Die Arbeit des Schriftstellers. Aufsätze, Reportagen, Porträts*, hrsg. von Heiner Boehncke. Aus dem Russischen von Karla Hielscher et al., Reinbek bei Hamburg 1972, S. 23
Thomas Vogel, *Mäßigung. Was wir von einer alten Tugend lernen können*, München 2018
Jens-Christian Wagner, *Produktion des Todes. Das KZ Mittelbau-Dora*, Göttingen 2015, S. 35, 254–255

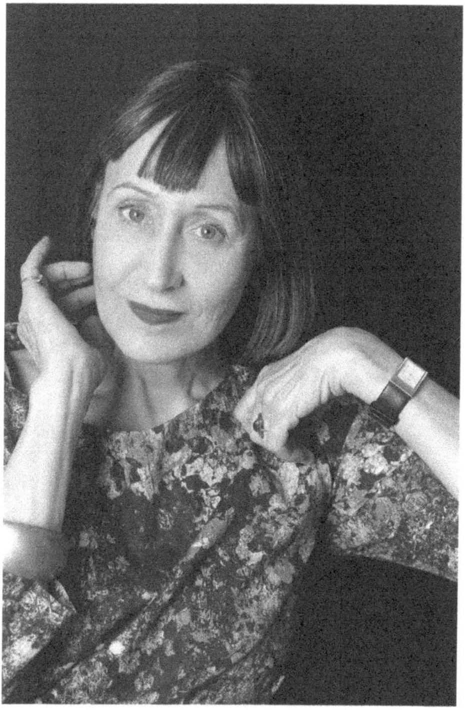

Susanne Mayer, geboren 1952, ist Autorin der Wochenzeitung *Die Zeit*, in der ihre Kulturreportagen und Kritiken erscheinen sowie ihre freche Kolumne »Männer!«. Für ihre Arbeiten wurde sie 1985 mit dem Theodor-Wolff-Preis sowie 1990 und erneut 1994 mit dem Emma-Journalistinnen-Preis ausgezeichnet. Susanne Mayer ist Autorin des Buches *Deutschland armes Kinderland*. Im Berlin Verlag erschienen *Die Kunst, stilvoll älter zu werden. Erfahrungen aus der Vintage-Zone* und *Männer!*. Susanne Mayer lebt in Berlin.

»Hinreißend und kurzweilig.«

hr2 Kultur

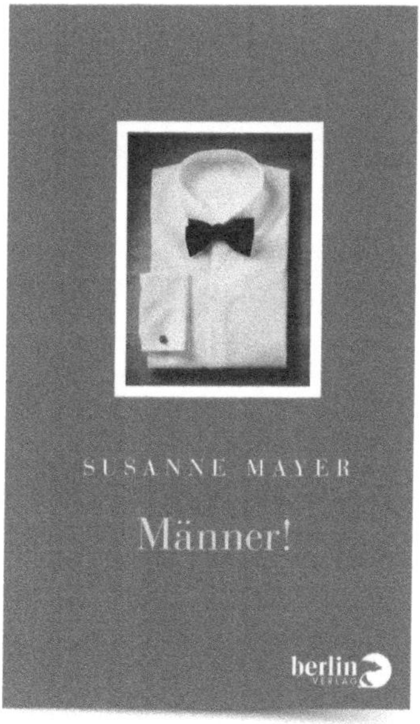

*Cover- und Preisänderungen vorbehalten

Susanne Mayer

Männer!

Berlin Verlag, 208 Seiten
€ 16,00 [D], € 16,50 [A]*
ISBN 978-3-8270-1363-7

Der Mann gilt als bedrohte Gattung – das Patriarchat wirkt wie von gestern, und junge Frauen auf High Heels stratzen an ihm vorbei zur Macht. Die Herren fragen sich, wohin es mit ihnen geht in der neuen Welt. Die Journalistin Susanne Mayer beschreibt frech, voller Sympathie und nie ohne politische Schärfe, wie sich ein Geschlecht hält, das auf der Suche nach sich selber ist.